全国高等医药卫生职业教育"十四五"创新教材

U0641483

护理礼仪

（供护理、助产及医学相关专业用）

主 编 奚锦芝

中国中医药出版社

·北京·

图书在版编目（CIP）数据

护理礼仪 / 奚锦芝主编 . —北京：中国中医药出版社，2021.8
全国高等医药卫生职业教育"十四五"创新教材
ISBN 978-7-5132-6977-3

Ⅰ . ①护… Ⅱ . ①奚… Ⅲ . ①护理—礼仪—高等职业
教育—教材 Ⅳ . ① R47

中国版本图书馆 CIP 数据核字（2021）第 089425 号

中国中医药出版社出版

北京经济技术开发区科创十三街 31 号院二区 8 号楼
邮政编码 100176
传真 010-64405721
三河市同力彩印有限公司印刷
各地新华书店经销

开本 787×1092 1/16 印张 11 字数 234 千字
2021 年 8 月第 1 版 2021 年 8 月第 1 次印刷
书号 ISBN 978-7-5132-6977-3

定价 58.00 元
网址 www.cptcm.com

服 务 热 线 010-64405720
购 书 热 线 010-89535836
维 权 打 假 010-64405753

微信服务号 zgzyycbs
微商城网址 https://kdt.im/LIdUGr
官 方 微 博 http://e.weibo.com/cptcm
天猫旗舰店网址 https://zgzyycbs.tmall.com

如有印装质量问题请与本社出版部联系（010-64405510）

全国高等医药卫生职业教育"十四五"创新教材

《护理礼仪》
编委会

主　编　奚锦芝（大理护理职业学院）

副主编　江群英（大理护理职业学院）

　　　　苗晓琦（甘肃卫生职业学院）

编　委（以姓氏笔画为序）

　　　　江群英（大理护理职业学院）

　　　　苗晓琦（甘肃卫生职业学院）

　　　　茶　理（临沧卫生学校）

　　　　胡新凤（长沙卫生职业学院）

　　　　奚锦芝（大理护理职业学院）

　　　　席福荣（曲阜中医药学校）

　　　　涂　雯（海南医学院）

前　言

马斯洛需要层次论指出，人的第四层次需要是尊重的需求，每个人都有获得尊重的需要。在我们的客户服务中，满足客户的尊重需要更为重要。客户需要享受到有尊严、有温暖的服务。真正优质的服务，是"大道至简"的服务。在服务中，不追求复杂的流程，而是在简单有效的流程中，给人带来良好的体验感受，回味尤甘。

中华民族是礼仪之邦、文化之邦。文化者，人化也；人化者，美化也；美化者，强化也。综观中国文化史，不可忽视的是"礼"字。礼是中华民族的一种思维方式，也是我们的行为准则。

"礼也者，理也者"。所谓礼，是一种教养，是一种文化，是一种尊重自己、尊重他人的方式。所谓理，是天理良心之理，是客观规律之道。做任何事都需要遵循规律，不违理则不违反大道。

"有礼，有理，则有利，有力"。所谓利，则是利益之力。人际交往中，抱有利他之心，则赠人玫瑰，手留余香。所谓力，即有理走遍天下，无理寸步难行，有理有力，有礼有力。

"中正无邪，礼之质也；庄敬恭顺，礼之制也"。礼仪，作为在人类历史中逐渐形成并积淀下来的一种文化，始终以某种精神的约束力支配着人的行为，从一个人对它的适应和掌握程度，可以看出他的文明与教养的程度。因此，礼仪是人类文明进步的重要标志，也是人的素质标签。

礼，强调敬与爱；仪，强调美与善。我们学习礼仪，就是要将真善美结合，法德爱统一。回归到我们的服务中，"心"是核心，有关爱之心、尊敬之心、敬畏之心。礼由心生，将服务礼仪运用于服务工作之中，真正由内而外地展现对客户无微不至的关怀，举手投足展现专业底蕴和职业风范，就会给客户更好的体验感受。护士化"爱心、耐心、细心、责任心"为礼仪，以患者为客户，必将提升专业的品质和职业的风采。

非常感谢本书的主编奚锦芝老师邀请我参与策划、目录设计、编写方案，并撰写前言。作为专注礼仪培训的工作者，乐见行业礼仪不断深耕，结出硕果。奚锦芝老师长期从事护理教育、临床护士礼仪培训、护理技能大赛指导、护士招聘考前辅导等工作，情系护理教育，深耕护士成长之道。本书以明晰规范的语言、美观清晰的图片、丰富的实践案例在护理礼仪方面做了新的探索，除了护理工作中的礼仪、面试中的礼仪，还有跨文化护理理念等，尽力打造贴近符合护士实际工作需求的礼仪。本书既是护理行业培训学习的实用教材，也是值得有"美小护"之梦的"小护士们"阅读和参考的良好护理用书。

中国礼仪培训师标准起草委员会常务副主任　黄笑笑

2021 年 5 月

编写说明

　　"小护士"是人们对护士简单而平凡工作的爱称，"美小护"是人们对护士平凡而伟大成就的盛赞。"小护士"化蝶"美小护"是护理教育一直的关切点，也是所有护士的梦想。护士之美没有模式，就像彩蝶飞翔没有固定路线，空中是个大舞台，每一只彩蝶都可以展现风姿翩翩的独舞。唯独特有的风度、定向的神韵之美，才富有特别的魅力，才能给人留下意味深长的感受。护士怎样化蝶？仅凭借一些模仿或者简单的传授远远不够。对美深刻的认知并付诸切实的行动，从自己最基本的内心世界着手，潜心打造内功，不断修炼提升境界，才能逐渐从内心强大扩展到外部形象气质俱佳。有实力才有魅力。独具卓尔不群的气质、超凡脱俗的形象、文化艺术的品位、干练优雅的举止，有这样软实力的"小护士"自然能够成为一道靓丽的风景，这样的"美小护"也才能成就自我，点亮人生。

　　护理礼仪是奠定护士软实力的基础，是助力护士化蝶的翅膀，也是成就护士之美的必修课。无论"小护士"亦或"美小护"，决定其行稳致远的关键在格局，格局之要在大气明理与风度气质。综观中专、高职及本科护理教育之得失，细览各类相关教材之长短，本教材在创新与突破方面有三大特点。一是大视野。本教材特邀中国礼仪培训师标准起草委员会常务副主任、"我是好讲师"全国总决赛礼仪赛区评委团团长、注册国际高级《礼仪培训师》认证班首席导师黄笑笑老师全程参与策划、审稿，扩大视野、提高标准，跳出护理看护理礼仪，以大礼仪规范护理行业礼仪。二是接地气。所有图片、视频都取材于高职高专学校的教师和学生，用身边的人、身边的事讲高职护生的故事，有仰望星空、脚踏实地的亲切感。三是坚持以学生为本，以服务高职护生学习、就业及职业发展为本，满怀助力护生成长成才的情怀，着力夯实"小护士"的硬实力和"美小护"的软实力。

　　本教材编排的特色在于以二维码的形式展现教材的重点、难点，将"互联网+"思维融入教材；将传统与创新相融合，理论与实践相统一。声、图、文并茂的微视频、微课便于学生随时学习使用。

教材付梓之际，感谢各参编院校的大力支持！感谢各位编委的辛勤耕耘！尤其感谢黄笑笑老师的倾心相助，她带来的大礼仪视野、标准、理念与规范使人耳目一新。礼仪知识浩如烟海，书中不足之处敬请同仁、读者给予宝贵意见，以便再版时修订提高。

《护理礼仪》编委会

2021 年 5 月

目　录

第一章 护理礼仪概论

扫一扫，看课件

本章概要

本章介绍礼仪和护理礼仪的含义、联系及学习的重要性。重点是礼仪的原则、护理礼仪的作用。难点是护理礼仪的内化培养方法。通过本章的学习，同学们要了解礼仪的发展简史；熟悉护理礼仪的培养方法；掌握礼仪、护理礼仪的含义、原则和作用及其对临床工作的重要意义。

礼仪是人类社会发展到一定时期的产物，为维系社会正常生活而要求公民共同遵守的基本道德规范，是一个国家社会文明程度、道德风尚和生活习惯的反映，是一个人的思想道德水平、文化修养、交际能力的外在表现，它具有鲜明的时代性和地域特征。学习礼仪知识和礼仪文化，对于提高个人修养、净化社会风气，具有十分重要的社会意义和现实意义。

护理礼仪是医院文化建设的重要组成部分，对医院形象的树立及医疗行业的整体发展具有重要作用。护士，一个陪伴人类生命全过程的职业，不仅需要扎实的护理专业知识和精湛的专业技术，还需要良好的职业礼仪和人际交往能力。随着护理模式从传统的"以疾病为中心"的功能模式，发展到现在的"以患者健康为中心"的整体护理模式，人们对护士角色的期望也越来越高。护理服务礼仪的优劣直接影响医院的文化氛围和患者对医院服务质量的感知，加强护理服务礼仪的培养和教育越来越重要。

导入情景

梓怡是一位特别爱美的年轻护士。有一天，她染了手指甲、戴着长链耳环正在为患者测量血压时，被巡视病房的护理部主任看到了，主任严厉地批评了她。梓怡委屈地和闺蜜抱怨："我那天只是为了下班要去约会才打扮了一下，偶尔一次而已，至于吗！"

想一想：1. 梓怡被批评的原因是什么？

2. 梓怡认识到自己的错误了吗？

第一节 礼 仪

一、礼仪的发展简史

（一）中国礼仪的发展简史

中国是人类文明的发祥地之一，素有"礼仪之邦"的美誉，拥有源远流长的礼仪文化，具有完备的礼仪体系。讲"礼"重"仪"是中华民族的优良传统，重礼仪、守礼法、行礼教已经成为民众意识的高度自觉。

关于我国礼仪的起源，学说众多。归纳起来有五种起源说：一是天神生礼仪；二是礼为天地人统一体；三是礼产生于人的自然本性；四是礼为人性和环境矛盾的产物；五是礼生于理，起源于俗。在古代，"礼"和"仪"是两个不同的概念。"礼"是制度、规则和社会意识观念；"仪"是"礼"的具体表现形式，是依据"礼"的规定和内容所形成的一套系统而完整的程序。

1. 礼仪的萌芽阶段　远古时代，原始祖先仅凭借简单的石器从事生产活动，认识世界的能力有限，对于变幻莫测的自然神力充满恐惧和崇拜，他们幻想"神灵"的存在，认为"神灵"有超自然的能力，冥冥之中主宰着世界万物，只要顶礼膜拜、虔诚祭祀，就能够得到"神灵"的庇佑和恩赐。

原始社会，生产力极度低下，生产条件简陋。人们以打猎、耕作为生，为了安全保障形成了部落。大家共同生活、共同劳动、共同分享劳动成果，在交往的过程中，为了维系人与人之间的关系，谋求生存和发展，协调生活和生产关系，逐渐形成了共同的生活习惯、交往秩序，经过长期的演变逐渐萌生了礼仪。例如，为了保暖遮羞，开始以树皮、动物皮毛为衣，渐渐形成了穿衣的礼仪。

2. 礼仪的形成阶段　奴隶社会，有了阶级分化，统治者为了巩固和维护统治地位，制定礼制以约束人们的行为举止、道德规范。在夏、商、周三代，我国传统礼仪进入了一个飞速发展以至成熟的时期。周朝"兴正礼乐，度制于是改，而民和睦，颂声兴"，在朝廷设置礼官，制礼作乐，专门掌管天下礼仪，把我国古代礼仪制度推向了较为完备的阶段。西周时期的《周礼》，是中国历史上第一部记载"礼"的书籍。中国最早的礼制百科全书为"三礼"，即《周礼》《仪礼》《礼记》。《周礼》偏重于政治制度，《仪礼》偏重于行为规范，《礼记》偏重于对礼的各个分支做出符合统治者需要的理论说明。这"三礼"标志着我国古代礼仪进入成熟时期，并对后世产生了深远影响。这个时期礼仪被典制化，其内容涉及政治、宗教、婚姻和家庭等方面，为华夏礼仪的发展和完善奠定了基础。

3. 礼仪的变革阶段　春秋战国时期，是我国奴隶社会逐渐瓦解和封建社会逐步形成的大变革时期，出现了"百花齐放，百家争鸣"的局面。以孔子、孟子、荀子为代表的思想家、教育家和政治家，对礼教进行了研究和发展，对礼仪的起源、本质和功能进行了系统的阐述，发展和革新了礼仪理论，对后世影响深远，优秀的传统礼仪一直沿用至今。以孔子为代表，更是把"礼仪"推向了至高无上的地位，要求所有人"克己复礼"，教育弟子"非礼勿视、非礼勿听、非礼勿言、非礼勿动"。孔孟思想对中国古代礼仪的发展产生了深远影响，成为中国传统礼仪文化的基本精神。

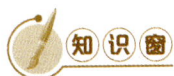

知识窗

中国典籍关于"礼"的描述

①道之以德，齐之以礼。——《论语》

②不学礼，无以立。——《论语》

③礼，经国家，定社稷，序民人，利后嗣。——《左传》

④人无礼则不生，事无礼则不成，国无礼则不宁。——《荀子》

⑤人有礼则安，无礼则危。——《礼记》

⑥礼义廉耻，国之四维，利民，政之大节也。——《管子》

⑦衣食以厚民生，礼义以养其心。——元·许衡

4. 礼仪的强化阶段 封建社会礼仪，形成于秦汉时期，在唐朝得到进一步的强化，构成了中华传统礼仪的主体。封建君主为其统治地位的牢固，意识到用精神的力量约束人们的重要性，于是礼仪成为维护统治阶级地位、为统治阶级服务的工具，并打上了严格的等级烙印。统治阶级把人分为三六九等，各个阶层都有其应遵守的制度和礼仪，以规范和约束被统治阶级的言行、举止、道德等。封建礼仪涉及国家政治的礼制和家庭伦理两类，例如西汉思想家董仲舒在儒家思想的基础上，提出了"三纲五常"。"三纲"即君为臣纲，父为子纲，夫为妻纲，"五常"即仁、义、礼、智、信。此外，还有朝廷礼仪、家庭礼仪、女子礼仪、儿童礼仪等，这一时期礼仪的主要特点是尊君抑臣、尊父抑子、尊夫抑妻、尊神抑人，形成了一种无形的力量制约着人们的思想和行为。

5. 礼仪的衰落阶段 清朝鸦片战争后，中国逐步沦为半殖民地半封建社会，欧洲先进的文明和技术，特别是一些进步开放的民主思想和自由主张在中国大陆萌芽，中国的传统文化受到强烈冲击，礼仪在形式和内容上也发生了一系列变化。

辛亥革命后，"自由、民主、平等、博爱"等西方资产阶级思想进一步传入中国，强烈冲击了中国的传统礼教。新文化运动"科学""民主"两大口号深入人心，给中国带来新的礼仪规范和价值观念，一些陈旧、落后、腐朽的封建礼仪制度得到很大程度的革新，部分愚昧落后的社会习俗逐渐被摒弃，国际通用的礼仪形式开始出现在人们的生活、学习和工作中，为现代礼仪的产生创造了直接条件。

6. 礼仪的高速发展阶段 新中国成立后，礼仪建设进入新时期。封建社会束缚人们的"神权""天命""愚忠尽孝"，以及严重束缚妇女的"三从四德"等思想被摒弃，确立了以平等相处、友好往来、相互帮助、团结友爱为主要原则的具有中国特色的新型社会关系和人际关系，更为平等的社会关系。改革开放以来，随着与世界的交往日趋频繁，我国当代礼仪同时也与国际接轨，融入了国际上通用的礼仪形式，呈现多元化发展的趋势，是社会主义精神文明建设、道德建设重要的组成部分。国家礼制、民族礼仪、行业礼仪、国际礼仪等，不断增添新的内涵。礼仪教育日趋成熟，讲文明、重礼仪蔚然成风，"人人彬彬有礼"早已成为一种时尚。《中国礼仪全书》《中国应用礼仪大全》《礼仪实用教程》等著作、教材不断问世，我国的礼仪文化得到了全面的发展，逐步演变成独有的中国礼仪。

（二）西方礼仪的发展简史

西方的礼仪发展史，同样是人类对礼仪追求及其演进的历史。

1. 古希腊时期 希腊是亚欧大陆西方古典文明的发源地。公元前 11 世纪古希腊进入因《荷马史诗》而得名的"荷马时代"，哲学家对礼仪有许多精彩的论述，例如毕达哥拉斯率先提出了"美德即是一种和谐与秩序"的观点；苏格拉底认为，哲学的任务不在于谈天说地，而在于认识人的内心世界，培植人的道德观念，他不仅教导人们要待人以礼，而且在生活中身体力行，为人表率；柏拉图强调教育的重要性，指出理想的四大道德目标是智慧、勇敢、节制、公正；亚里士多德指出，德行就是公正，他认为人类由于志趣善良而有所成就，成为最优良的动物，如果不讲礼法、违背正义，就会堕落为最恶劣的动物。

2. 罗马帝国时期 公元 1 世纪末至公元 5 世纪，是罗马帝国统治西欧时期。教育理论家昆体良撰写了《雄辩术原理》一书，论述了罗马帝国的教育状况，认为一个人的道德、礼仪教育应该从幼儿开始；诗人奥维德通过诗作《爱的艺术》告诫青年朋友不要贪杯，用餐不可狼吞虎咽。公元 476 年，西罗马帝国灭亡，12 ~ 13 世纪是欧洲封建社会鼎盛时期，制定了严格烦琐的宫廷礼仪、贵族礼仪，例如嘉宾贵客居上座，举杯祝酒有讲究等。

3. 文艺复兴时期 14 ~ 16 世纪，欧洲进入文艺复兴时期。该时期意大利作家加斯梯良编著的《朝臣》，论述了从政的成功之道和礼仪规范及其重要性；尼德兰人文主义者伊拉斯谟斯撰写的《礼貌》，论述了个人礼仪和进餐礼仪等，提醒人们讲究道德、清洁卫生和外表美；英国哲学家弗兰西斯·培根指出，一个人如果有好的仪容，对他的名声大有裨益；女王伊丽莎白说过，优美的仪容"好像一封永久的推荐书一样"。

4. 资本主义时期 17 世纪和 18 世纪是欧洲资产阶级革命浪潮兴起的时代。随着资本主义制度在欧洲的确立和发展，资本主义社会的礼仪逐渐取代封建社会的礼仪。资本主义社会奉行"一切人生而自由、平等"的原则，但由于社会各阶层在经济、政治、法律上的不平等，因此并不能做到真正的自由、平等。该时期编撰了大量礼仪著作，例如英国资产阶级教育思想家约翰·洛克于公元 1693 年写的《教育漫话》，系统论述了礼仪的地位、作用及礼仪教育的意义和方法。

资本主义时期，礼仪的社会性越来越显著，有关礼仪的著作也层出不穷。近现代西方学者中比较著名的有法国学者让·赛尔的《西方礼节与习俗》，英国学者埃尔西·伯奇·唐纳德的《现代西方礼仪》，德国作家卡尔·斯莫卡尔的《请注意您的风度》，美国礼仪专家伊丽莎白·波斯特的《西方礼仪集萃》及美国教育家卡耐基的《成功之路丛书》等。

由此可见，礼仪的形成和发展是社会进步和发展的产物，是人类广泛交往的产物，也是国际文化交流的结果。

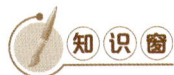

知识窗

中西方礼仪的差异

1. 家庭礼仪方面　中国重视血缘和亲情关系，亲情是人际关系中最稳定的关系。中国历来崇尚尊卑有序、敬老爱幼、天伦之乐、落叶归根、侍奉父母等。西方人独立意识强，相比较而言，不很重视家庭血缘关系，而更看重利益关系。他们将责任、义务分得很清楚，责任必须尽到，义务则完全取决于实际能力，绝不勉为其难。

2. 社交礼仪方面　中国谦虚含蓄，客套。西方简易务实，自我肯定。例如在称谓礼仪方面，西方人通常笼统地称呼男性为"先生"，称呼女性为"女士""小姐"；而在我国会根据对方的姓名、职业、职务、职称等信息来进行称谓。见面礼仪方面，中国人见面通常是点头、握手或行拱手礼，或者微微欠身然后握手。在西方，拥抱、亲吻和吻手是常见的见面礼。

3. 个人礼仪方面　中国传统文化倡导无私奉献、集体主义，西方更强调个体和个人价值。中国自古以来，一直坚持着"大同"，强调集体意识，以集体利益为重，团结、合作和协调是中国传统价值观的基本理念。西方有很强的独立性和自我中心意识，把个人的利益放在第一位。

二、礼仪的含义

"礼"是中国传统文化的核心，内涵极为丰富，它在一定程度上体现出一个国家、一个地区、一个人的文明程度，是精神文明建设的重要内容。

礼仪是指在人际交往过程中逐渐形成并得到共同认可的行为规范、交往程序和准则。主要包含礼貌、礼节、仪表、仪式等内容，用以表达对他人的尊重、友好与敬意。

1. 礼貌　是指运用语言、动作的形式表达对交往对象的友好、敬意等。要求做到诚恳、谦恭、和善、有分寸，例如使用"您好""谢谢"等礼貌用语。

2. 礼节 是礼貌的具体表现形式，常用于交际场合表达问候、尊重、友好、哀悼、祝颂等。例如鞠躬礼、握手礼、脱帽礼、拥抱礼等。

3. 仪表 是指人的容貌、体态、风度、个人卫生等外在表现。仪表反映一个人的内在素养，能给人留下美好的第一印象。例如容貌、服饰、姿态等。

4. 仪式 是指为表达敬意、重视、隆重，在比较庄重的场合举行的具有专门程序的规范化活动。例如结婚典礼、奥运会的开幕式、开学典礼、颁奖仪式等。

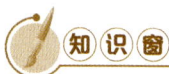

知识窗

"程门立雪"这个成语家喻户晓，说的是宋代著名理学家杨时求学的故事。北宋大学问家杨时，为人谦逊有礼貌。有一次，杨时去拜见老师程颐，当时程颐正好在睡觉，杨时不忍心打扰老师，就站在门外，静静地等着老师醒过来。过了一会儿，天上下起了大雪，天气也开始变得很冷，但杨时没有走，而是在雪中站立着等待老师醒来。当老师睡醒的时候，发现门外站着一个"雪人"。这件事广为流传，也作为尊重老师的典范，成为学界的佳话。

三、礼仪的分类

礼仪按照行业划分为行业礼仪和非行业礼仪。行业礼仪也称职业礼仪，包括政务礼仪、商务礼仪、服务礼仪。非行业礼仪包括社交礼仪和涉外礼仪等。

1. 政务礼仪 政务礼仪是指国家公务机关及企事业单位工作人员，在执行公务工作中应当遵守的礼仪。

2. 商务礼仪 商务礼仪是指在商业、贸易的商务活动中，从业人员应当遵循的礼仪。

3. 服务礼仪 服务礼仪是指服务行业的服务人员在工作岗位上应当遵循的礼仪。

4. 社交礼仪 社交礼仪是指人们在一般的社交场合中应遵循的礼仪，是个人应具备的基本素质、交际能力。

5. 涉外礼仪 涉外礼仪是指在国际交往中，与外国人交往时应当遵循的礼仪。

四、礼仪的原则

随着社会的发展进步，礼仪对人们的生活、学习和交往的影响越来越大。不同时间、不同场合、不同交际对象，其礼仪规范也不尽相同，但基本原则一致，主要表现为以下八个原则。

（一）遵守的原则

在社会交往活动中，每个人都应该严格规范自己的行为举止，自觉自愿地遵守礼仪规范。在交往过程中，任何人都有自觉遵守礼仪、应用礼仪的义务，否则会受到社会大众的谴责。

（二）自律的原则

自律，是运用礼仪的基础和关键，古人云："吾日三省吾身。"自我约束、自我控制、自我反省、自我检点、自我对照是礼仪学习的重点内容。人与人之间，只有做到严于律己，和谐融洽的交往才能顺利进行。

（三）敬人的原则

孔子曰："礼者，敬人也。"敬人是礼仪的重点，也是赢得他人尊重的有效途径。要想得到他人的尊重，首先要学会尊重自己，尊重他人。在社会交往中，只有与交往对象互相谦让、互相尊敬，友好和睦相处，才能维护彼此的尊严和人格。

（四）宽容的原则

由于人们的思想、品格、认识问题的水平存在差异，在人际交往中的表现往往不尽相同，这就要求我们严以律己，宽以待人，不求全责备、斤斤计较。"水至清则无鱼，人至察则无徒"，不必强求他人与自己保持一致。"角度改变态度""己所不欲、勿施于人"也是宽容的表现。

知识窗

宰相肚里能撑船

三国时期的蜀国，诸葛亮去世后任用蒋琬主持朝政。他有个叫杨戏的属下，性格孤僻，讷于言语。蒋琬与他说话，他也是只应不答。有人看不惯，在蒋琬面前嘀咕："杨戏这人对您如此怠慢，太不像话了！"蒋琬坦然一笑，说："人嘛，都有各自的脾气秉性。让杨戏当面说赞扬我的话，那可不是他的本性；让他当着众人的面说我的不是，他会觉得我下不来台。所以，他只好不作声了。其实，这正是他为人的可贵之处。"后来，人们便赞蒋琬"宰相肚里能撑船"。

（五）平等的原则

平等是礼仪的核心。人际交往时，不能因为种族、文化水平、职业、社会地位的差异而区别对待，要一视同仁，同礼相待。

（六）从俗的原则

交往中应尊重对方的习俗，不能妄自尊大，自以为是。牢记"入境而问禁、入国而问俗、入门而问讳""十里不同风，百里不同俗""到什么山唱什么歌"，只有入乡随俗，才能做到有礼有节。

（七）真诚的原则

真诚是人与人相处最基本的要求。交往中应以诚相待、言行一致、表里如一，真诚既能反映一个人的内在品格，又能展现个人修养，是内在道德与外在行为的统一。正所谓"诚于中，形于外"，不能口是心非，阳奉阴违。

（八）适度的原则

"礼之用，和为贵"。这里的"和"可理解为"恰到好处、恰如其分"。在人际交往中，礼仪运用时要合乎规范，注意技巧，把握好尺度，避免过犹不及。礼仪需要在三个方面做到适度：感情适度、举止适度、言谈适度。与人交往时切勿低三下四、轻浮阿谀、夸张造作、粗俗无礼；要做到彬彬有礼、热情大方、坦率真诚、举止适度，建立健康、和谐、持久的人际关系。

五、礼仪的作用

（一）加强人际沟通

礼貌的语言、优雅的举止、得体的仪容仪表，会给人留下美好的印象，获得他人的喜爱和信任，增加自信，进而有助于事业的发展。

（二）促进人际协调

遵照礼仪准则与他人交往时，更容易获得他人的认同，满足其心理需求。礼仪可以体现一个人的修养和素质，既能表达对他人的尊重，又能获得人们的好感和信任，利于交流感情，促进人际和谐，是人际关系的润滑剂。

（三）维护社会稳定

礼仪具有很强的道德约束力，对人们言谈举止各个方面都有严格要求，与法律相互补充，利于人际关系的融洽、家庭生活的和谐、社会秩序的稳定。

（四）提高国民素质

社会文明包括物质文明和精神文明。礼仪是人类精神文明的重要组成部分，在生活中起着教育感化作用，通过评价、劝告、示范、建议等形式指导人们的行为，极大地提高国民素质，增强民族的自尊、自信、自强精神。

（五）美化社会环境

礼仪学是一门综合性学科，它集社会学、心理学、伦理学、美学等于一体，将内在美与外在美完美地结合起来，陶冶着人们的情操，净化着人们的心灵，从而美化了社会人文环境。

第二节　护理礼仪

导入情景

即将毕业的护士生李芳去某医院应聘护士岗位，为了表示对面试官的尊重，她特意穿了整洁的衣服，并提前半小时到达医院。面试时，护理部主任亲自主持，让她说一下应聘护士岗位的优势，由于紧张，李芳感觉发挥得不是很好，心想应聘肯定会失败。但离开时她依旧站起身将椅子放回原位，热情地对面试官说了谢谢、再见。刚走出门口，却接到一张卡片，上面写着：欢迎你加入我们！

想一想：李芳为什么会应聘成功？

一、护理礼仪的含义

护理礼仪属于行业礼仪中的服务礼仪，是指护理人员在进行医疗护理和健康服务过程中，形成的被公众认可、符合行业要求的行为规范与准则。护理礼仪是护理人员在整个护理工作中，为了塑造个人和组织的良好形象，所应遵循的尊重患者、尊重患者家属及其他工作人员的礼节，以及注重仪表、仪态、仪容等方面的规范和程序，综合反映护理工作者的素质、修养、行为、气质。

护理礼仪作为一种专业文化模式，是护理人员职业形象的重要体现，也是医院文化建设不可或缺的重要组成部分。良好的护理礼仪，既能体现护士的个人修养，又能展现医院的整体形象。随着医学模式的转变和现代社会的进步，一名合格的护理人员，既要有扎实的医学理论知识、熟练的护理操作技能，还要有良好的护理礼仪素养，才能适应卫生事业发展的客观需求。

二、护理礼仪的特征

护理是一个特殊的服务行业，护理礼仪除了具有一般礼仪的基本特征外，还在适用对象、适用范围上存在显著的行业特征，主要表现在以下五个方面。

（一）规范性

护理礼仪的规范性，是指护理人员在护理工作中待人接物时所要遵守的行为规范。

护理人员在进行医疗服务过程中必须严格遵守本专业的操作规范。例如，护理人员工作时有统一的着装，体态礼仪要求是立有站相、落座有姿、行走有态、下蹲有度、举手有礼、持物有样。

（二）强制性

护理礼仪的内容多建立在法律、规章、准则的基础之上，存在着诸多强制性和约束性，护理人员必须严格遵守，以保证护理礼仪的严肃性。

（三）综合性

护理礼仪作为一种专业文化模式，是人文与技能的统一，也是伦理学与美学的结合，更是科学与艺术的升华。护理礼仪是护理专业的行为规范，是护理人员整体素质的体现，既是职业修养的外在表现，又是职业道德的具体体现，具有极强的综合性。

（四）适应性

护理礼仪的适应性，是指护理人员对于不同服务对象、不同文化背景的礼仪所具有的灵活应变能力和适应能力。随着交通、通讯的发达，不同国家、地区和民族的往来愈加频繁，患者不同的信仰、文化、风俗习惯等对护理人员提出了更高要求。因此，护理人员要多了解不同国家、地区的文化，提高护理礼仪的适应能力。

（五）可行性

护理礼仪产生于护理实践活动过程中，不断地发展完善，更加贴近护理工作的实际情况，具有极强的可操作性。在具体操作中，要充分注意时间、地点、护理对象的不同，使护理礼仪的表达切实可行，才能获得服务对象的认同和接受。

三、护理礼仪的作用

（一）增进人际关系，营造和谐氛围

医护工作是互相配合，共同完成疾病诊疗，并以促进患者康复为最终目的的工作。护士在工作场所的言行举止、衣着服饰，已不再是单纯的个人行为，而与所在医院的服务和利益紧密联系，甚至影响社会对医院的评价，影响护士的社会地位。护士的形象与言谈举止、仪表仪容都可能对患者产生直接或间接的影响，从而影响护理效果。护士工作中优美的站姿、端庄的坐姿、轻盈的步态、协调的操作及礼貌的语言，能充分展示护士良好的职业素质和礼仪风范，而微笑的面容则可以消除患者心中的疑虑和紧张情绪。工作中仪容整洁、精神饱满、行动干练，可以更好地获得医生和患者的信任，利于彼此的协作，是开展护理工作的基础，是密切医护、护患关系的桥梁。

（二）塑造职业形象，提高护理质量

护理礼仪是护士职业形象的重要组成部分，是护士素质、修养、行为气质的综合反映，是护士良好职业形象不可或缺的重要部分，同时有助于塑造良好的护士个人形象。护理礼仪还能强化护理效果，提高护理工作质量，从细微处满足患者心理需求，促进其早日康复，这也在无形中提高了工作效率。在工作中护理礼仪能密切护患关系，利于信息交流。护士是患者在医院获取信息的重要来源，一个具有良好礼仪风范的护士，很快能获得患者的信任。将护理礼仪融入临床护理工作的始终，为服务对象提供优质护理服务，构建和谐医护、护患关系，不仅可以提升护理人员的综合素质，提高护理质量，而且可以提升服务对象的满意度，减少医护、护患冲突，为人类健康事业做出更大贡献。

四、护理礼仪的重要性

（一）医护模式转变的需要

扫一扫，看微课

随着我国经济的飞速发展，人民物质、文化生活水平的极大提高，医疗卫生服务技术不断更新，使得医学模式由传统的"生物医学模式"转变为"生物－心理－社会"模式；护理模式也随之转变，由以疾病为中心的"功能性护理模式"向以人的健康为中心的"整体护理模式"转变。现代医学不仅关注患者的疾病，更注重医疗服务、社会因素和心理因素对患者健康的影响。

在医护模式转变和逐步完善的过程中，作为重要参与者之一的护士，就必须清楚定位自己的角色，服务对象从"疾病"扩大到"患者"，护士不再是单纯的疾病照顾者，而是身兼数职的疾病照顾、健康促进、患者权益维护、健康教育等多角色身份，在为服务对象提供健康、护理服务和帮助的同时，护士的言行举止都会对服务对象的心理和健康产生影响。作为新型护理模式下的护士，就应该认真履行好角色义务，行使角色权力，学好护理礼仪，养成良好的职业修养，使自己的护士职业形象和一言一行都符合患者对护士角色的期望。

（二）满足服务对象的需求

美国心理学家马斯洛从人类动机的角度提出"需要层次理论"。他认为人的需要从低级到高级有五个层次，依次是生理需要—安全需要—归属与爱需要—尊重需要—自我实现的需要。当低一层次的需要得到满足后，个体会产生高一层次的需要，每一层次的需要都建立在低一层次需要满足的前提之上，各个需要是激励和指引个体行为的动力。其中前三个层次为基本需要，后两个层次为高级需要。护患关系是一种服务和被服务的关系，护士提供的健康、治疗、护理服务需要患者的配合才能完成，而患者的配合一定程度上是建立在护士给予患者尊重的基础上。"尊重"的需要是高层次的需要，被尊重

是国民普遍的精神需求，这也是为什么在同等医疗水平时，很多人更愿意选择收费相对较高、服务更好的医疗机构进行诊疗的原因。

（三）医院护理文化建设的需要

护理文化是指护理组织在特定的护理环境下，逐渐形成的共同价值观、基本信念、行为准则、自身形象，以及与之相对应的制度载体的总和。它反映了护士的思想、价值标准，合乎时代要求的伦理道德和行为准则，以及追求发展的文化素质。塑造护士"白衣天使"的形象，护理礼仪使护士在外在的修饰、着装、行为、语言、操作等形象上体现出医院的职业形象，将美的形象自觉内化，并应用于护理实践，在此基础上建立良好的护患关系、医护关系、护际关系，和谐的人际关系有利于护理文化建设。礼仪教育是护士素质的养成教育，是医院文化建设的重要内容之一。

（四）医院提升核心竞争力的需要

医院的核心竞争力是指能够使医院在某一领域实现可持续竞争优势的一系列互补技能和知识的组合。它是医院多种资源和能力如硬件设施、仪器设备、医务人员、管理能力、职业技能、服务能力的有机结合。作为医院"第一窗口"的护士，是医院服务能力的最大体现者，遵循护理礼仪规范，有助于提高医院在社会公众心目中的地位和声誉，也是医院塑造良好社会形象和提升核心竞争力的重要途径。

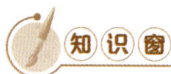

知识窗

南丁格尔誓言

余谨以至诚，于上帝及会众面前宣誓：
终身纯洁，忠贞职守。
勿为有损之事，
勿取服或故用有害之药。
尽力提高护理之标准，
慎守患者家务及秘密。
竭诚协助医生之诊治，
务谋病者之福利。
谨誓！

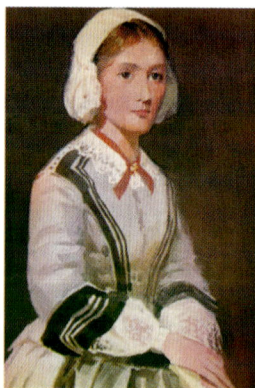

图1-1 弗洛伦斯·南丁格尔

五、护理礼仪的培养方法

护理作为一个特殊的服务行业，其较强的专业性对护理从业人员的培养提出更高要求。最早对护士的职业形象提出要求的是南丁格尔（图1-1），她把护理视为艺术，指出："护士必须区别护理患者与护理疾病之间的差别，着眼于整体的艺术。"护士职业形象的形成主要从以下四个方面强化培养。

（一）树立正确的职业道德观念

职业道德是指从业人员在职业活动中应该遵循的行为准则，涵盖了从业人员与服务对象、职业与职工、职业与职业之间的关系，包括职业观念、职业态度、职业技能、职业纪律、职业作风等方面。护理人员应对所从事的职业有正确的认识，认识到护理职业的特殊性及护理职业的价值所在，应当热爱本职工作，对工作认真负责，对患者热忱周到，以革命的人道主义精神、高度的责任心、高水平的护理技能为患者提供优质的医疗服务，促进患者的康复。拥有真诚的信念和道德责任感，认真地履行"救死扶伤，实行革命人道主义"义务。

（二）培养良好的心理素质和个性修养

护士是医院的中坚力量，在医院人员中所占比例最大，专业性强，涉及范围广，工作量大。患者从入院到出院，大约90%的时间都在与护士接触；患者由于年龄、性别、职业、文化水平、身份、地位的不同，形成了极度复杂的群体，紧张的医疗资源，不断出现的医疗纠纷，患者本身疾病的影响，医患、护患关系日趋紧张，这就要求护士拥有良好的心理素质和个性修养，客观地对待患者的言行、要求，以减少不必要的矛盾纠纷。

（三）掌握扎实的礼仪理论知识

礼仪属于人文学科的范畴，同美学、公共关系学、社会学、心理学等学科有着非常密切的联系，是一门综合性很强的学科。护理职业要求护士加强人文知识学习，扩大自己的知识面，提高人文素养和审美能力。另外，护理学作为专业性很强的一门学科，要求护理人员掌握扎实的医学专业理论知识，关注护理领域的新动向，发挥自身的主观能动性，不断地学习新知识，并应用于临床实践中。

（四）注重护理礼仪的实践

护理礼仪理论知识，只有应用于实践才能更好地被掌握，发挥真正的价值。护士生在学习的过程中，要理论联系实际，严格遵守各项规范和具体要求，增加练习的时间，反复应用，重复体验，虚心向榜样学习，不断完善自我，培养良好的职业形象。护理人员在与领导、同事、患者、患者家属的沟通交流中正确运用护理礼仪，能够建立更加和谐的人际关系，体现护理工作者高尚的职业形象。

复习思考题

一、简答题

1. 护士生为什么要学习护理礼仪？

2. 如何将学校所学的护理礼仪应用到临床工作中？

二、选择题

1. 原始社会礼仪的表现不包括（　　　）

A. 供奉祭祀

B. 制定礼制

C. 婚葬礼仪

D. 图腾崇拜

E. 长幼之礼

2. 礼仪的变革阶段是在（　　　）

A. 原始社会

B. 奴隶社会

C. 春秋战国时期

D. 封建社会

E. 半殖民地半封建社会

3. 西周时期的（　　　），是中国历史上第一部记载"礼"的书籍。

A.《周礼》

B.《礼仪》

C.《礼记》

D.《仪礼》

E.《论语》

4. 中国传统礼仪文化的基本精神是（　　　）

A. 老子思想

B. 孔孟思想

C. 荀子思想

D. 墨子思想

E. 庄子思想

5.（　　　）的出现成为中国古代礼仪进入成熟时期的标志。

A.《周礼》

B.《仪礼》

C.《礼记》

D.《春秋》

E."三礼"

6.护理礼仪属于行业礼仪中的（　　　）

A.政务礼仪

B.商务礼仪

C.服务礼仪

D.社交礼仪

E.涉外礼仪

7."己所不欲，勿施于人"是礼仪的（　　　）基本原则。

A.遵守的原则

B.自律的原则

C.宽容的原则

D.平等的原则

E.从俗的原则

8.以下哪项不是礼仪的基本作用（　　　）

A.沟通作用

B.教育作用

C.协调作用

D.维护作用

E.强制作用

9.在以"人的健康"为中心的功能制护理模式下，护士的角色不包括（　　　）

A.健康教育者

B.健康促进者

C.多功能的疾病照顾者

D.患者权益维护者

E.单纯的疾病照顾者

10.以下关于护理礼仪的培养方法，错误的是（　　　）

A.树立正确的职业道德观念

B.拥有良好的心理素质和个性修为

C.注重护理礼仪的实践

D.掌握扎实的理论知识

E.护理礼仪与生俱来，无须培养

（奚锦芝）

第二章　护士仪表礼仪

扫一扫，看课件

本章概要

本章主要介绍护士在日常生活及工作中的仪表礼仪。重点是面部表情和管理、护理工作中仪表礼仪的要求和规范。难点是通过仪表礼仪的学习，根据自身特点，在学习、生活中选择并塑造符合自己身份和年龄等的仪表形象，在护理工作中始终保持护士的良好形象。通过本章的学习，同学们要能正确评价他人，审视自己的仪表，塑造自身良好的形象，从而提升自身素养、职业形象和医院形象。

仪表是指人的外表，包括个人卫生、仪容、服饰、气质和风度等内容。心理学家研究发现，最初印象形成在见面的前 15 秒钟，人与人之间的沟通，首先是视觉的沟通。所以在人际交往的过程中，给予交往双方的第一印象就是从仪表开始的，它是个人礼仪的外部特征和重要门面，也是个人道德品质、文化素养、生活态度等的外在表现。仪表不仅体现个人的品位和修养，也反映了一个组织、一个民族、一个国家的精神面貌、文明程度和社会风尚。护士得体、端庄、优雅的仪表有助于个人形象的塑造，更有助于护士职业形象的塑造和医院良好社会形象的树立。

导入情景

杨大妈因腰椎滑脱进行手术治疗，手术后护士通知家属到护士站取药，"57 床家属，到护士站拿药"。当家属到达护士站，在场所有护士没有一人看向家属或是询问家属是否有被帮助的需要，家属找到要求取药的护士后，该护士看了家属一眼，将药品递给家属后便低头看自己的文件资料，同时语速很快地交代家属："说明书上写得很清楚的，一种是一天 3 次，一次 1 颗；一种是一天 3 次，一次 3 颗。"因为语速较快，家属想通过复述的方式让信息更准确："甲钴胺，一天 3 次，一次 1 颗？……"正当家属核对第二种药物时，该护士打断了家属："是的，你们按照说明书就可以了。"说完转身就走了。家属看了一下说明书：一次 2 ～ 4 粒，也不敢再和这位护士确认，便自己决定一次服用 3 粒。

想一想，护士存在哪些问题？在临床工作中要怎么避免这些问题的出现？

仪表礼仪主要是通过修饰和塑造形象达到目的，在进行修饰的时候应当注意三个原则。

一、注重主体适应的原则

在进行仪表修饰的时候，要根据自身的特点和需求，找到适合自己的塑造方法，不要刻意去模仿和追随时尚，切勿"东施效颦"，适合自己的才是最佳、最得体的。

二、注重整体效应的原则

仪表修饰要强调整体形象效果，如色彩搭配、饰物搭配等。忽略了这一原则，就算是再昂贵、再美丽的配饰或物品都起不到修饰的作用。

三、注重内外统一的原则

仪表的修饰主要是外在的，在整个礼仪的修养、塑造中，不能"厚此薄彼"地重外在而轻内在，要做到内在美与外在美和谐统一，才能全面提高个人的素质修养。

第一节　护士的个人卫生礼仪

个人卫生是最基本的仪表礼仪。讲究个人卫生是保持自身良好形象的基础和前提，也是最起码的文明准则，是爱护自己、尊重交往对象和热爱生活的表现。在交往中，要获得别人的青睐，个人卫生是重要内容之一。

一、头面部的保洁

（一）面部皮肤的保洁

面部皮肤主要受灰尘、太阳、辐射、汗水、化妆品等的影响，毛孔会积压很多的垃圾，所以每天都需要清洁和护理。

1. 清洁方法

（1）时间　清洁皮肤的最佳时间为每天清晨起床和回家之后。

（2）次数　根据皮肤肤质，干性皮肤一天两次，油性皮肤一天三次。一天中洗脸的次数不宜多，过多反而会伤害到皮肤。

（3）方法　如果是化过妆的皮肤，要先用专门的卸妆产品将面部的妆卸干净，再使用洁面乳，用37～42℃的温水洗脸，温水洗净之后，可以将冷水拍到脸上，使面部温度降低，毛孔收缩，以增强皮肤弹性。

（4）用具　自己专用的洗脸工具、毛巾。洗完脸以后，将毛巾轻轻覆盖在脸上，吸去水分。

2. 护理方法　洗完脸以后，要涂抹护肤品作为日常的保养，涂抹的顺序是：爽肤水→精华→面霜，出门前要搽防晒霜。除此之外，还应定期去角质、使用面膜等强化护理。

护士由于职业的特殊性，如值夜班、生活不规律和工作劳累，在面部皮肤的护理上要更加注意，否则易导致精神面貌不佳，影响形象。

（二）头发的保洁

1. 清洁方法　洗发前先将头发梳通理顺，将头发打湿，根据不同的发质选择适合自己的洗发产品，涂抹洗发产品后，用手指指腹轻揉头发、按摩发根，片刻后用清水冲洗干净，水温在 37～38℃为宜。洗发的次数根据自己发质、环境和季节来决定，一周2～4次为宜。

2. 护理方法　使用护发素或是相关的产品护理头发，达到防损、防燥、顺滑的目的，切忌用手指甲抓挠头皮，经常按摩头皮和梳理头发，能促进血液循环，有助于头发生长。

护士的头发一定要保持清洁，护理工作强调无菌，头发一定要束好，若头发脏或是掉下来，会造成污染，使患者配合度降低，将影响患者对护士的信任度。

（三）口腔的保洁

1. 清洁方法　坚持用正确的方法每天早晚刷牙，每次 3～5分钟，水温在 30～36℃较为适宜。遇到特殊情况不便刷牙，可用口香糖和口气清新剂来清洁口腔。

2. 护理方法

预防口臭，在交际场合或上岗之前，避免吃葱、蒜、韭菜等气味较大的食物；预防牙齿变黄，做到不吸烟、不喝浓茶、少喝咖啡，少吃过冷、过酸和过硬等刺激性强的食物。

护士经常接触患者，要保持口腔的清洁和清新。不能随地吐痰，咳嗽、打喷嚏应回避他人。

（四）眼耳鼻的保洁

1. 清洁方法　保持眼、耳、鼻的清洁，不要让异物堵塞，及时清除眼、耳、鼻的分泌物。但切勿当着别人的面清洁。

2. 护理方法　如戴眼镜，应随时揩拭和清洗眼镜；保护眼睛，经常做眼保健操；修剪鼻毛，鼻毛不能外露；尽量少使用耳机，使用耳机时音量不要太大。

二、身体的保洁

（一）手部的保洁

1. 清洁方法

勤洗手、勤剪指甲，特别是作为护理人员，手部的清洁尤为重要（图 2-1）。

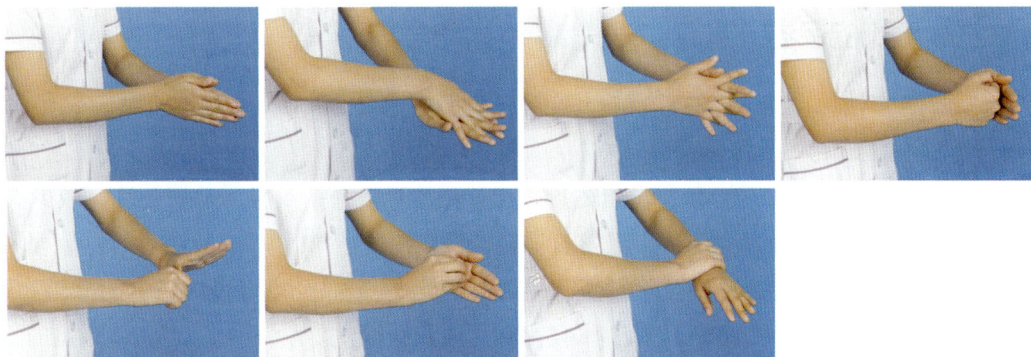

图 2-1　洗手

2. 护理方法　洗完手后，涂抹护手霜（特殊工作除外）；手部特殊护理，如温热水浸泡后按摩、使用手膜等方法；要经常处理腋毛，特别是女性，夏季着装时腋毛不能外露。

护士手部是接触患者最多的部位，鉴于清洁、卫生、健康的考虑，在以下几种情况下要及时地洗手：①直接接触患者前后。②无菌操作前后。③处理污染品、处理清洁无菌物品前后。④穿脱隔离衣前后，摘下手套后。⑤接触不同患者，或从患者身体的污染部位移到清洁部位时。⑥接触患者后接触无菌物品。⑦接触患者血液、体液、分泌物、排泄物、黏膜皮肤或伤口敷料后。指甲容易藏污纳垢，对于护士这种特殊职业来说，一定不能留长指甲，更不能涂抹指甲油。

（二）脚部的保洁

1. 清洁方法　勤洗脚，勤剪脚趾甲，勤换洗鞋袜。避免有异味，必须坚持每天认真地洗脚，每天至少换一次袜子。

2. 护理方法　检视脚底，如发现有表皮特别粗糙的部位，应用专用工具来修整，以防长出茧子；洗完脚以后要用润肤霜涂抹和按摩；穿鞋一定要穿袜子，否则会导致皮肤溃烂或传染霉菌；选择合脚的鞋子。

护士鞋均为白色或乳白色，若沾上污渍一定要及时清理干净。护士着护士服时一定要穿干净的浅色袜子，不能把脚部和腿部裸露在外。

（三）身体的保洁

1. 清洁方法　勤洗澡，夏季每天一次，冬季 2～3 天一次。勤换洗衣物，身体不能有异味。

2. 护理方法　洗完澡后，用润肤乳来涂抹全身；如有腋臭要使用除臭药水，以免使交往对象反感；恰当地使用香水，起到"相得益彰"的效果，但不能使用气味浓烈和质量差的香水，在护理工作岗位上不涂抹香水。

三、服饰的保洁

1. 清洁方法 服饰要保持清洁，不能有污渍，衣领和袖口尤其要注意，要经常换洗。

2. 护理方法 服饰不能有开线和破洞，若有要及时修补；衣服尽量用手洗，减少衣物的损伤；鞋子要保持光亮清洁，经常打油或清洗。

护士服一般为浅色系，在工作中容易弄脏、有污渍，如医疗垃圾，患者的分泌物、排泄物、血渍等，工作中多备几套工作服，有污渍及时换洗。

第二节　护士的仪容礼仪

仪容在个人的整体形象中居于显著地位，反映一个人的精神面貌，在仪表礼仪中传达最直接、最生动的第一信息。

一、面部表情及管理

面部表情是指在人的神经系统支配下，通过面部器官和肌肉的变化来表现各种情绪状态。它是人体语言最为丰富的部分，是内心情绪的反映，在人际沟通方面，表情起着重要的作用。现代人文学家总结出一个公式：感情的表达＝言语（7%）＋声音（38%）＋表情（55%）。表情是一种无声的语言，更是一种世界性的语言。面部表情能传达出人的情绪，它是一种比语言更有效的表达方式。尽管有人会故意隐藏内心某种感受，但是别人依然能够从他们脸上因强烈的情感而不自觉地、本能地产生的面部微表情中察觉到，通过观察微表情，可以感受到交流对象的愤怒、厌恶、恐惧、惊讶、快乐、悲伤和轻蔑等。

拥有高效沟通能力的护士，要学会观察面部表情和表情管理，最主要的是：改变自己的情绪和心境。如果不改变情绪和心境，只寄希望于改变自己的外在表情，往往会适得其反，因为瞬间发生的表情是无法控制的最真实感受。放松心情、调整自己，拥有一个好的心态，才能运用好面部表情的管理技巧。

【想一想】

如果您要去医院进行体检，到导诊台咨询时遇到图 2-2 中的这名护士，您希望她用哪一个表情和态度与您交流？接待您的护士面无表情或表情、态度差，您会欣然接受这名护士为您提供护理服务吗？如果不得不接受这位护士的服务，您的心里会不会有些不愉快的情绪呢？

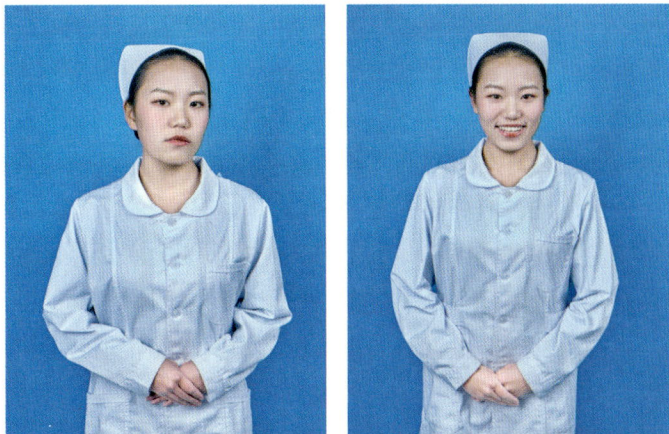

图 2-2 导诊护士表情

（一）眼神

眼神，又称目光、眼语，是在日常生活中借助眼睛所传递出来的信息。眼睛在人的感觉器官中是最为敏感的器官，其感觉一般占人类总体感觉的 70% 左右，要与他人更好地交流沟通，就要了解眼神的含义，正确地使用眼神。眼神主要是由注视的部位、时间、角度、方式和变化构成。

1. 部位 指在人际交往中，注视目光所及之处。注视的位置不同，说明沟通态度和交往双方的关系不同。

（1）公务型的注视 注视部位为额头，主要适用于正规的公务场合。

（2）关注型的注视 注视部位为眼睛，主要适用于交谈的场合，注视的时间不宜过长。

（3）社交型的注视 注视部位为整个面部，主要适用于各种社交场合。

（4）亲密型的注视 注视部位为上身和头部，主要适用于家人、朋友和爱人之间。

（5）远观型的注视 注视部位为全身，主要适用于距离较远的人际沟通。

在具体运用时，要注意不要注视交往对象的胸部、裆部和腿部，或是盯着对方身体的某一部位看，这是对交往对象不礼貌的表现。

当护士与患者在进行沟通、交流、问询、交代事宜时可采用关注型的注视方式，注视对方的眼睛，但是时间不宜过长，以免双方感到尴尬。若是谈话时间较长，可用社交型的注视方式，以对方的整个面部作为注视区域，不能盯住面部某个部位看，以散点柔视为宜。当护士作为导诊或是接待护士，在站立服务时，看到患者走过来时，应以远观型注视为主。

2. 时间 指在人际交往中，注视对方时间的长短。

（1）表示轻视 注视对方的时间占全部相处时间不足 1/3。

（2）表示友好 注视对方的时间占全部相处时间的 1/3 左右。

（3）表示重视　注视对方的时间占全部相处时间的 2/3 左右。

（4）表示敌意或感兴趣　注视对方的时间占全部相处时间的 2/3 以上。

在人际交往过程中，不要因为害羞、胆怯不敢注视对方，这样会让对方产生被轻视、瞧不起的感觉。如果你看对方时间太长，又会给人以尴尬和被窥视的感觉。恰到好处地控制好时间，是交往是否成功的关键之一。

护士在与患者交代重要事项或是问询患者情况时，为表示对患者的重视和关注，注视患者的时间应是整个相处时间的 2/3 左右。而当患者来问询、求助护士的时候，护士一定要看向患者，用表示友好的注视时间来为患者做解答，否则就会给患者以不被尊重的感觉，而影响到护患沟通。

3. 角度　指在人际交往中，注视对方时，目光发散出去的方向。

（1）平视　视线呈水平方向，适用于身份地位平等的人之间。

（2）侧视　视线随着头部向左、右转动，将视线向转动的方向看出去。适用于交往对象位于一侧时。

（3）仰视　交往双方，一人处于低位、一人处于高位时，低位的人看高位的人的角度是仰视，一般适用于面对尊长时。

（4）俯视　交往双方，一人处于低位、一人处于高位时，高位的人看低位的人的角度是俯视。一般适用于面对晚辈时。

侧视、仰视和俯视在运用时，不能只是将眼珠向左、右、上、下转动，一定要将整个头部转向、抬起或是向下。否则会给他人以不尊重、轻视和歧视的失礼感觉。

通常情况平视运用较多。护士在大多数护理操作时，患者往往处于相对低的位置，护士注视的角度一般为俯视，目光应亲切温柔，特别是面对小儿患者，更应耐心柔和。当护士坐在椅子上，患者过来寻求帮助时，可采用仰视，但最好是站立起来解答或是帮助患者。当侧面有人呼叫时，可用侧视，如果交流时间较长，应将身体转向对方。

4. 方式　指在人际交往中，注视他人的方法，主要有直视、凝视、环视、盯视、虚视、扫视、睨视、眯视、他视。

直视、凝视和环视可根据不同的社交情况来采用。其他注视方式都会给对方以不礼貌的感觉，会被理解为挑衅、胆怯、打量、轻视、厌烦等，所以不宜采用。

当护士去查房或与很多患者交流时，眼神的方式应采用环视，即注视在场的所有人，注视的时间和部位大致相等，表示认真、重视和"一视同仁"。

5. 变化　指在人际交往中，眼神的动态变化。

（1）眼皮的开合　如瞪眼，眼皮过快或过慢地眨动。

（2）瞳孔的大小　如欣喜、惊奇时放大，无聊、失意时缩小。

（3）眼球的转动　思考问题时的反复转动，向人暗示时悄然挤动。

一般在较为正式的场合，眼神的变化不要太大，否则给人一种不稳重的感觉，要有

"处变不惊"的沉稳感。

（二）笑容

笑是一种感情沟通、传递的方式。在生活中，最令人愉快的表情就是笑。它对每一个人都有宽慰、鞭策、鼓励和愉悦作用。笑的方式和种类的不同，其内涵也各不相同。

1.笑的种类　笑主要有含笑、微笑、轻笑、浅笑、大笑和狂笑等。笑容中比较适宜得体、合乎礼仪规范的笑容是微笑。

2.微笑　微笑是人际交往的润滑剂，是一种"世界语言"，给人以如沐春风的感觉，令人轻松愉快。

在护理工作岗位中，微笑是一种高水准的服务，它的作用相对其他行业来说影响力更大、更有意义。从患者心理角度来看，微笑给服务对象的精神需求得到最大限度的满足，能感染和调节情绪，给患者和他人带来温暖和希望，创造和谐的气氛。从护患、医护关系来看，微笑能拉近护患和医护彼此之间的距离，消除彼此的隔阂，融洽护患关系和医护关系。从护理效果来看，微笑是人与人之间交往的"通行证"和"催化剂"，在护理服务过程中，微笑服务，能得到患者的认可和配合，从而达到很好的护理效果（图2-3）。

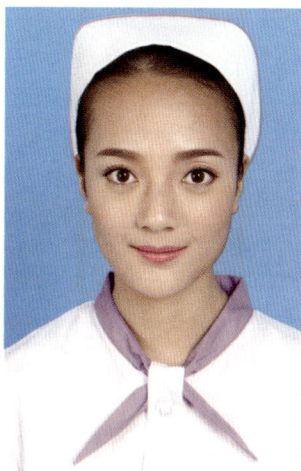

图2-3　微笑

3.微笑的要领　微笑的5字要领：松、扬、齿、声、心。

（1）松　微笑时面部的肌肉要放松，面部各个部位要统一协调。

（2）扬　微笑时嘴角微微上扬。

（3）齿　微笑时根据场合，不露牙齿或是露4～6颗牙。

（4）声　微笑时不要发出声音。

（5）心　微笑一定是发自内心的真情流露。

【练一练】

1.面对镜子，先看自己不笑时候的面容，再看笑起来时的面容，对比一下，看哪种面容更美丽，更具有吸引力？

2.同桌之间相互练习微笑，看看微笑的感染力有多大？

3.面对镜子，用一张纸或是一本书，遮住眼睛以下的部位，然后观察自己笑与不笑时有没有区别？

思考：我们在戴着口罩进行护理服务时，是否应该微笑？（图2-4、图2-5）

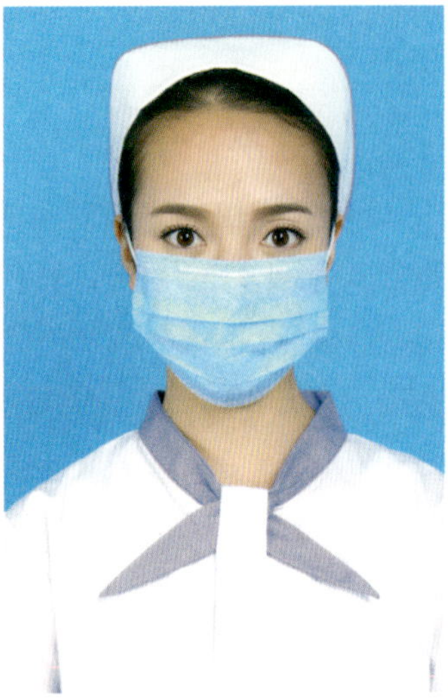

图 2–4　戴口罩不笑

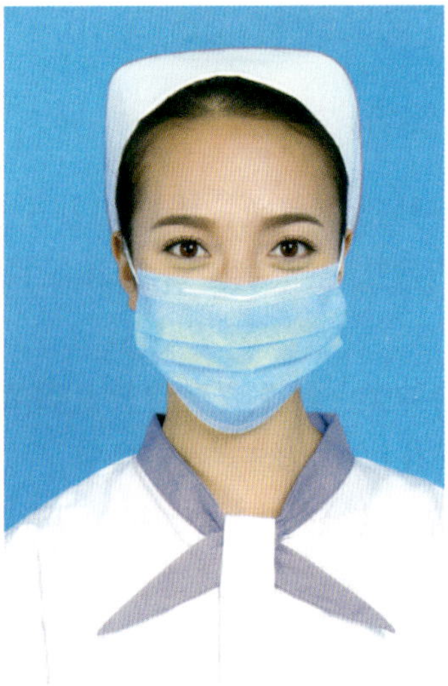

图 2–5　戴口罩微笑

4. 微笑的注意事项

（1）统一协调　微笑时面部的各个部位要协调，如嘴唇、眼睛、眉毛、仪态举止等要和谐统一，不能太内敛或太张扬，不然会给他人勉强、做作的印象。

（2）注意场合　微笑能促进交往双方的情感交流，但一定要注意微笑适宜的场合，否则就会适得其反。例如护士向患者家属告知不幸消息的时候，患者处于痛苦和紧张状态时，看到患者难堪等场合中都不适宜面带微笑，这会让患者觉得护士幸灾乐祸或看笑话。在护理患者时，我们的表情要根据情况的不同而变化，在一些重要、急救、手术时，都应全神贯注，神情专注于操作。

（3）笑的禁忌　笑的种类很多，在日常生活和护理工作岗位上都不能出现如假笑、讥笑、嘲笑、媚笑、窃笑、狞笑、冷笑、奸笑、怪笑等。

（三）其他面部表情

1. 眉毛　除眼神和笑容外，眉毛形状的变化也蕴含不同的含义。皱眉，多表示困窘或不赞成、不愉快；耸眉，多表示恐惧、惊讶或欣喜；挑眉，眉毛上挑，多用于询问；动眉，眉毛上下快速动，多表示愉快。

2. 嘴巴　嘴巴主要以嘴唇的闭合、嘴角的动向来体现。张嘴，表示惊讶或恐惧；咬嘴，表示自省或自嘲；抿嘴，表示努力或坚持；噘嘴，表示鄙夷或轻视。

3. 耳朵　耳朵的变化相对来说要少一些。侧耳，表示关注；耸耳，表示吃惊；捂耳，表示拒绝；摸耳，表示亲密。

4. 脸色　人的心理状态也可以从脸色看出端倪。例如面色绯红，一般是害羞、兴奋或是激动；面红耳赤，一般是激动、生气；脸色铁青，一般是生气、愤怒；脸色苍白，一般是紧张、恐惧或身体不适。

二、面部化妆

面部化妆主要是通过化妆来美化人的容貌，遮盖瑕疵，显得精力充沛，提升自身形象，对于服务行业的工作人员来说，职业淡妆是工作和社交场合对他人的尊重及礼貌的表现。

护士的职业妆容，要以患者为出发点，配合医院环境和护士服，以淡妆为宜，切忌浓妆艳抹，妆容要干净、清透、自然、清新（图 2-6）。

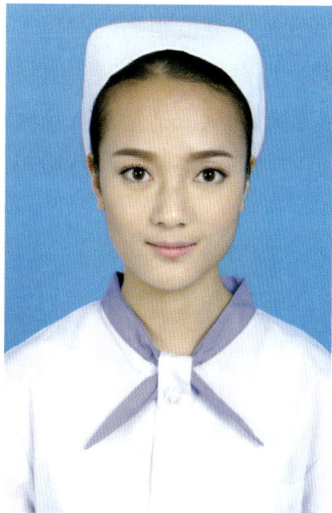

（一）化妆的原则

1. 美观自然　化妆是门艺术，也是一门技术，初学者需要长时间的练习才能达到美化容貌、扬长避短的目的，否则会起到相反的作用。

图 2-6　面部化妆

2. 适体协调　化妆要根据自己的面部特征来进行修饰，结合年龄、性格、职业、服装和气质来选择适合自己的化妆技法。

扫一扫，看微课

（二）化妆的步骤

化妆的一般步骤是：洁面→打底 ↘定妆→画眉→眼妆→腮红→修容→唇妆。

1. 洁面　先把头发束好，将整个面部都露出来，洗完脸做好护肤的工作，还可涂抹隔离霜，起到保护皮肤的作用。

2. 打底　打底主要是遮盖瑕疵，均匀肤色，改善皮肤的质地。首先根据自身肤质选择粉底的颜色及类型。用手指（或是海绵、刷子）以点、按、压、推的方式均匀涂抹于面部、颈部及露出的部位。

3. 定妆　主要是固定妆容，使妆面看起来干净不油，不易脱妆，起到二次修饰的作用。同色系的蜜粉也叫散粉，用干粉扑或是粉刷，取适量蜜粉，把多余的粉末轻轻甩掉，均匀地按压或刷扫在肌肤上，不要遗漏眼角、鼻翼、嘴角和 T 区油脂较多的部位。

4. 画眉　在化妆之前要先修眉，确定好眉头、眉峰、眉尾的位置，将多余的眉毛用眉刀和眉剪进行修整。画眉时，根据眉型用眉笔或眉粉进行描画，掌握好力度由浅再慢慢加深。

5. 眼妆　包括眼影、眼线、睫毛膏三步。如果想要突出眼睛，强调眼线的话，就先画眼影再画眼线；如果想要表现得自然一些，那就先画眼线，等眼线干了之后再扫上眼影（图 2-7、图 2-8）。

（1）眼影　眼影有突出眼睛轮廓的作用，护士职业妆容以淡妆、裸妆为主，不用特别深或明亮度很高的颜色，可用棕色系眼影，起到消肿、突出神采的效果。先用较大的眼影刷蘸取稍浅的哑光打底色眼影，在上眼睑和下眼睑的位置打底，提亮眼周肤色，再用眼影刷蘸取适量加深色眼影均匀涂抹在上眼睑的位置，或是在眼尾处加深，边缘部分要用刷子晕淡，应注意眼影颜色和皮肤颜色过渡不要太突兀。

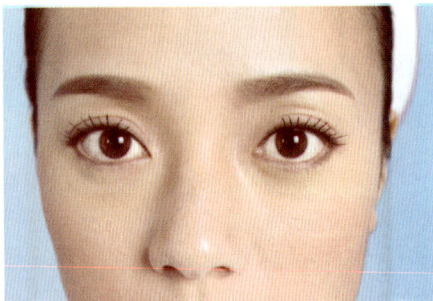

图 2-7　化妆局部 1

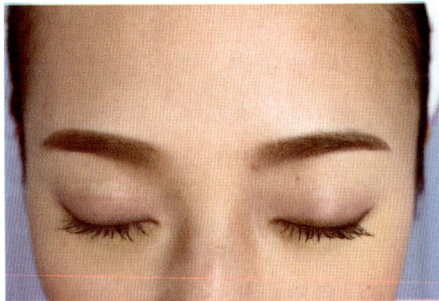

图 2-8　化妆局部 2

（2）眼线　画眼线的工具有眼线笔、眼线液、眼线膏。根据自己眼睛的形状和想要的效果画出眼线的粗细、长短。方法是上眼线从内眼角沿着睫毛的根部向外画，下眼线从眼尾向前画，最后用较小的斜角刷将眼线自然晕开。

（3）睫毛膏　先用睫毛夹从睫毛根部，慢慢向前夹，成自然卷翘。再用睫毛膏从上睫毛根部开始向前慢慢涂刷，可以反复几次。下睫毛也要进行涂抹，先横刷再纵刷。

6. 腮红　腮红的色系主要有两种，一种是皮肤偏白的适合粉色系腮红，一种是皮肤偏黄的适合橘色系的腮红。用腮红刷蘸取少量腮红，把多余的粉轻轻甩掉，根据脸型的不同，在脸颊的中心处以画圈或是向斜上方进行刷扫。

7. 修容　修容是利用打阴影和高光来塑造脸部明暗的变换，让脸部线条在视觉上立体起来，达到瘦脸的效果。用刷子取比肤色稍深的修容粉在颧骨偏下、下颚、发际线、鼻梁两侧的位置"少量多次"晕染开，颜色外深内浅；再取高光粉在额头、鼻梁、眉骨处提亮。

8. 唇妆　唇部的颜色影响整个人的精神状态。根据肤色选择唇膏的颜色，护士职业妆容可选择稍浅的颜色。先用润唇膏涂抹滋润唇部，防止干燥；再用遮瑕膏遮盖嘴唇颜色，用唇线笔勾画出唇形；然后涂抹唇膏。

（三）注意事项

1. 及时卸妆　化妆品对皮肤都有一定程度的损害，要用专门的卸妆产品清理面部妆容，再用洁面乳清洁皮肤，避免化妆品滞留在毛孔中，堵塞毛孔。之后要做好面部的护理，来减少皮肤的损害。

2. 及时补妆　如果长时间在外，难免会有脱妆的情况出现，要及时补妆。可以在更衣室、卫生间、休息室补妆，不能当着众人的面或是在工作岗位上补妆。

3. 娴熟适宜 在工作岗位上不要化过于个性或是新奇的妆容，用色也不要太夸张，技术要娴熟，恰到好处地展现护士职业形象即可。

三、头饰礼仪

（一）发型的选择

1. 与脸型搭配 脸型是选择发型时首要考虑的因素，人的脸型大致有椭圆脸型、圆脸型、方脸型、长脸型、三角脸型、倒三角脸型、菱形脸型。无论哪种脸型，在选择发型时，要扬长避短，修饰脸型，衬托出容貌的秀丽。例如，圆脸型特征是发际、下巴圆，面部比较丰满，在选择发型时，宜使头顶部头发蓬松显得脸长一些，面颊两侧垂直发遮住面颊较宽和丰满的部分，刘海侧分呈斜刘海。

2. 与体型搭配 人的体型有瘦高型、高大型、瘦小型、矮胖型。瘦高型不能盘高发髻，宜留中等长发，不能太贴头皮或是太过蓬松，适合有适当卷度造型的头发；高大型不宜留长头发，适合线条流畅的短发，简洁大方比较适宜；瘦小型可把长发束起来，或是做适当卷度的精致短发；矮胖型头发应将头发束起或是剪有层次的短发。总之，个高的要把颈部遮住，个小的要把颈部显露出来，显得身体有拉长的效果；较瘦的人不宜让头发太贴头皮或是太过蓬松，有适当卷度和造型，较胖的人发型宜简单，忌太蓬或过宽。

3. 与服装搭配 个人修饰的时候要注重整体的协调性，发型在选择时也要与服饰相协调。例如，穿运动装时就要把头发盘起或是扎马尾，穿着时装时就要选择有造型的发型相配。

4. 与职业搭配 发型要考虑与职业相关的因素，一般在岗位职业上就会有一些强制性的要求。例如，服务工作者一般就要将头发盘起，显得干练和专业；而学生就应把头发扎起来，显得青春活力，或是剪短以方便打理。

5. 与年龄搭配 发型随着年龄的变化而变化，体现出各个年龄段的品位和修养。例如，少年儿童可剪短发、娃娃头，长发采用造型可爱的发型，展现少年儿童的天真活泼；青年可留长发束起来或是短直发体现出朝气蓬勃、充满活力的特点；中年人可根据时代性、职业和体型来选择发型，以突出自己的风格；老年人较适合短发，长发应盘低发髻。

（二）护士工作发型

在护理工作中，因为工作的特殊性，发型有严格的要求，既要讲究科学性，符合护理操作时无菌的要求，又要讲究艺术性，体现出护士的美感。

1. 女士 长发戴燕帽时，必须要将头发束好盘于脑后，发髻不要太高，会影响到护士帽的佩戴，刘海最好不要露出来，以免垂落遮挡视线和影响操作。多余的头发要用发胶固定，发式不能松散凌乱和脱落。戴圆帽时，同样要将头发盘起，用发卡或网罩固定住，并确保头发不会随意散落（图 2-9）。

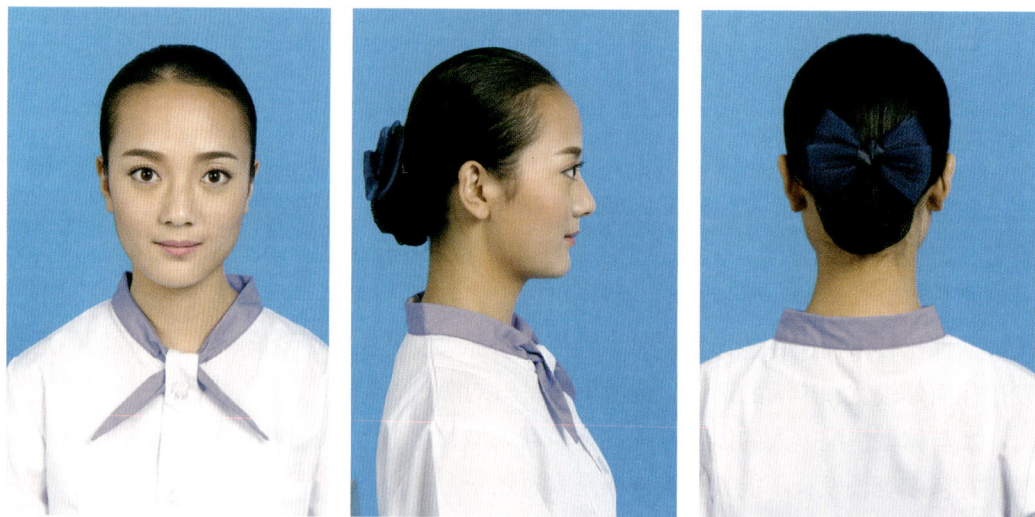

图 2-9 女士发型

短发不能超过衣领，否则要盘起，两鬓的头发要置于耳后，刘海用发卡固定住。

2. 男士 男护士不能留长发、扎小辫子、剃光头（图 2-10）。

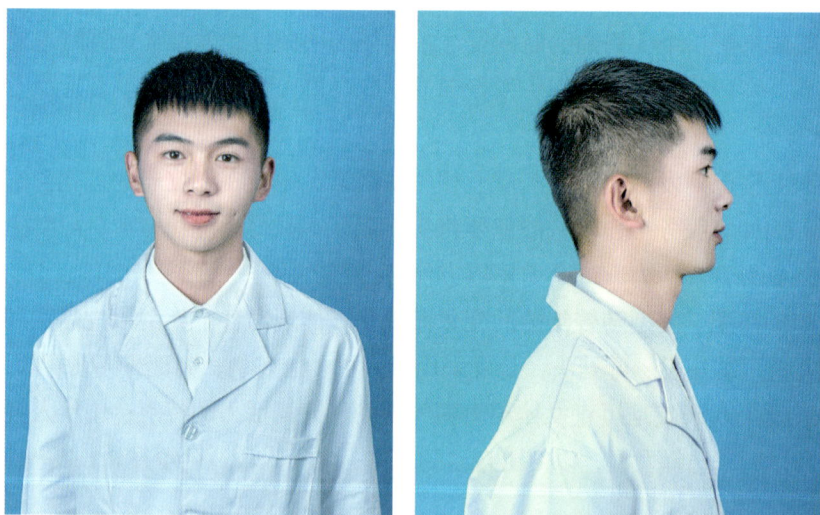

图 2-10 男士发型

护士发型总体要求是：前不遮眉、侧不过耳、后不及领。

第三节 护士的服饰礼仪

服饰礼仪包括服装礼仪和饰品礼仪。服饰不仅能体现出人的外在美，也能体现出人的品位、修养和细节，更能体现出一个阶层、一个地区、一个国家的形象。服饰除基本的遮羞御寒功能，还能突显出人这一主体的性格、爱好及心理状态等多方面的信息。人际交往时，也可以从服饰进行职业的定位，方便识别。

一、生活中的服饰礼仪

（一）服装

1. 着装的原则

（1）TPO 的原则　TPO 是 time、place、object 三个英文单词首字母的缩写，是指着装要符合时间、地点及目的三个要素。

时间（time）　首先，着装要符合时间的变化，白天穿要穿得体、合身的衣物，晚上居家休闲，就可以穿得宽松、舒适、随意。一天早、中、晚时间段，有些地区温差较大，要适当添加或是减少衣服。其次，要符合四季变更。一年春、夏、秋、冬四季要穿符合季节性的服装。最后，要符合时代性，把握顺应时代的潮流和节奏，既不能太超前，也不能太滞后，根据不同的时代潮流，选择相适应的服装。

地点（place）　根据地点的不同，选择符合环境特点的服饰。比如不同的国家、民族和地区，由于地理位置和环境、历史文化背景、风俗人情不同，对于服装上的要求和习惯就会有所不同。在室内和室外、城市和农村等环境中，我们要根据所处环境的不同，着适合周围环境的服饰。

目的（object）　服饰要与目的相适应，比如在商务场合中，会谈或是洽谈业务时，要给人一种稳定、值得信赖的感觉，选择着装时外套以黑、白、灰、深蓝为主，内搭衬衫以白色为主，避免高明度颜色或太花哨的服装，给人的感觉会不太稳重。在所处的场合中，如公务场合、社交场合、休闲场合，根据不同场合，展现个人的目的和风格也不同，选择适宜得体的服饰。

（2）适体性的原则　适体性的原则包括与体型、年龄、肤色、职业、个性、整体六个方面相适应。

与体型相适应　人的体型千差万别，很难有十全十美，要学会运用比例、均衡、视觉、错觉等方法来弥补形体上的缺陷，利用服装的色彩、线条、质地、款式造型等去修饰体型，扬长避短，从而达到美化自身的目的。例如，①瘦高型：比较容易穿衣，适合穿长款衣服，各种款式的裙子，带横条纹或是胸前有装饰点缀的服装。不宜穿全身紧绷的、竖条纹的深色套装。②体胖型：适合穿裤子略长，显瘦的深色服装，不宜穿紧身衣裤、连衣裙，以及带有横条纹、大方格花纹的服装。③肩臀宽度相近，腰部不明显的 H 型：较瘦的 H 型适宜加宽肩部和臀部的服装，较胖的 H 型适宜在加宽肩臀部的同时有腰线设计的服装。不适宜穿较短或是紧身的上衣。④上身和臀部丰满，腰部纤细的 X 型：较瘦的 X 型，各种类型的服装都比较适宜，较胖的 X 型，要注意穿着服装不要过于暴露和夸张，而要适度。⑤肩窄臀大的 A 型：适宜将肩部加宽或有装饰，收腰设计、衣长能遮住臀部的服装；不宜穿无袖上衣，有装饰的下装，以及紧身服装。⑥腰部宽于肩臀部的 O 型：适宜穿肩部较宽，如有垫肩的，腰部设计简洁，上下颜色一致的着装；不宜穿凸显腰部，腰部有花样设计，上衣下摆收紧，收进裙内或是裤子里的服装。⑦肩宽窄臀的 Y 型：适宜穿无肩缝和有插肩的上衣，适当加宽臀部的服装。

与年龄相适应　不同年龄的人，人生阅历不一样，对着装要求不同。服装要与之相适应。①儿童：以舒适为主，体现孩童的天真、童趣，避免小孩大人化的着装。②青少年：要展现出少年的自然、活力和朝气蓬勃的青春美感，避免华丽和俗气。③中年人：体现出知性、成熟、高雅的气质，避免质感太差、款式浮夸的服装。④老年人：要显出庄重、大方、雍容、雅致的韵味，服装质地要讲究，避免色彩不当和夸张。

与肤色相适应　人的皮肤会随着服装的色彩发生微妙的变化，所以选择正确的服装颜色能衬托出皮肤，起到相得益彰的效果。①肤色白皙：透明度高。服装色彩的选择度较高，明暗深浅的色彩都适合。如果是太白不要选择青色系，会显得脸色苍白无血色。②肤色偏黄：适合穿蓝色系的服装，还有粉色、米色等暖色系，能使肤色显得白皙。避免黄色、土黄、褐色、橘红、绿色、灰色等衣服，会使皮肤看上去更黄，甚至面色暗沉有"病容"。③肤色偏黑：适宜穿浅色系、暖色系和明亮的颜色，这样可以衬托出肤色的明亮感。不宜穿过深暗的服装，如深蓝色、深红色等灰暗的颜色。

与职业相适应　不同的职业有不同的服装要求，人们可以通过着装来进行职业定位，通过服装及相关的徽、章、标记、工作牌等配饰来识别其社会身份及地位。例如军人、警察、医生、护士、服务人员等职业都可以从服装上来辨别。各个职业的服装都是根据其岗位需求来设计和修饰，体现出专业特征和职能。

与个性相适应　莎士比亚说过"一个人的衣着就是其自身修养最形象的说明"。服装能从外在的方式表现出人的思想观念、性格、爱好和心理状态等信息。在追求个性时，要既有个性又有共性，通过个性塑造给他人留下深刻而美好的印象，但也要注重其他的着装原则，不能一味追求个性，避免奇装异服或是衣冠不整。

与整体相适应　着装要从整体效果出发，各个细节和部分要注重整体性。搭配的衣物和配饰在款式、色彩和风格上要体现出整体之美。

（3）文明适度的原则　服装要符合礼仪常规、传统道德和礼仪习俗，在各类场合中要做到文明着装，不能穿过于裸露、透薄、紧身、肥大的服装。服装在修饰程度、数量和技巧等方面，要把握好分寸，自然适度，追求雕而无痕的效果。

2. 服装的种类

服装的质地、款式与文化背景、流行趋势、个人习惯等方面有关。服装的种类按照人在社交应酬中接触场合的不同，可以分为公务、社交、休闲服装三类：

（1）公务场合　处理公务的正式场合。对于服装款式的基本要求是正规、得体、庄重、传统。符合这一要求的服装有西装、套装、制服、工作服等。

（2）社交场合　人们参加正式或非正式的交际场合，例如聚会、拜访、宴请、舞会等。对于服装的要求是典雅、时尚、个性。适用的服装有时装、礼服、民族服饰、突出个性的得体服装。

（3）休闲场合　属于非正式的场合，例如居家、旅游、娱乐、逛街等休闲活动的场合。服装的要求是舒适、方便、自然。适用的服装有家居服、运动服、牛仔服、休闲服等。

【想一想】

在不同场合中，你会穿着什么类型的服装？着装的目的是什么？什么款式、质地、颜色的服装比较适合我们现在的学生身份？

（二）饰物礼仪

随着物质水平的提高，饰物不仅是财富的象征，更是文化素养、审美格调的表现。饰物的类型有很多，主要分为装饰性饰物和实用性饰物。装饰性的饰物包括戒指、项链、手镯手链、脚链、胸针等。实用性饰物包括鞋子、袜子、帽子、围巾、眼镜、手表、包袋等。饰物在人们着装时起到辅助、烘托、点缀、美化、凸显个性的作用。在整个服饰中，属于细节之美，只有注重整体和细节的和谐统一，才能凸显服装的品位和个人审美水平。

1. 佩戴饰物的原则

（1）质量原则　在佩戴两件或是两件以上的饰物时，饰物的质地应为同质地。佩戴饰物数量不要太多，会给人以炫耀和庸俗的感觉，反而没有美感。数量一般不要超过三件。

（2）色彩原则　佩戴饰物，特别是佩戴有色首饰时的色调应一致，协调统一。

（3）适宜原则　佩戴符合身份、性别、年龄、职业和工作环境的饰物；根据自身体型特点，服装的质地、色彩、款式，选择能"扬长避短"和烘托整体美感的饰物；与季节相吻合的饰物，一般金色、深色的首饰适合秋冬冷季佩戴，银色、浅色首饰适合春夏暖季佩戴。

（4）习俗原则　要尊重和了解不同地区、民族、国家佩戴首饰的习俗和习惯。

2. 佩戴饰物的方法

（1）戒指　戒指是一种无声的语言，暗示佩戴者的婚姻和择偶状况，选择的戒指要根据自己手指的长、短、粗、细和肤色来选。尽管不同的国家和地区有差异性，但都有约定俗成的戴法：戒指一般都佩戴在左手上，大拇指上不佩戴戒指，佩戴在食指上表示单身、寻求恋爱或结婚对象；佩戴在中指上表示热恋中、已经有结婚对象；戴在无名指上表示已经结婚或是订婚；戴在小拇指上，表示自己是独身，不准备谈恋爱或是结婚。在正式场合中，要注意戒指的正确戴法。

（2）项链　项链是戴于颈部的环形首饰，项链的款式和质地较多，佩戴时要根据脖颈的粗细、出席的场合、服装的款式和颜色来选择项链。项链上的挂坠要与项链匹配，在整体上要协调一致。

（3）耳环 耳环的款式也比较多，大致有环形、耳钉、耳坠、耳链几种。佩戴款式根据脸型、脖颈长短、服装款式选择。耳环的色彩选择要与项链相仿、与服装相协调。一般情况下，耳环仅为女性佩戴，并且对称使用，不宜在一只耳朵上同时戴多只耳环。

（4）手镯手链 是佩戴在手腕上的饰物，手镯是环状，手链是链状。一般情况下，手镯仅适用于女性，可以只戴一只或是同时戴两只。手链男女适用，一只手上只佩戴一条手链。当只佩戴一只手镯或是一条手链时，要佩戴在左手上。

二、护士工作中的服饰礼仪

护士的着装主要是护士服及与护士服搭配的一系列饰物。护士良好的服饰礼仪，不但有助于护士个人形象的塑造，还有利于护士职业形象和医院形象的塑造。护士服有很强的专业性和规范性，不仅方便患者识别身份，展示干净无菌的美好形象，也可以保护自己减少污染。

（一）护士服饰礼仪的原则

1. 干净整洁 护士服具有护士职业的专业特征，干净整洁的护士服是护士责任和自身素质的体现。要经常换洗护士服及相关配饰，在洗完后要熨烫平整，保持无褶皱。

2. 搭配协调 护士服饰主要有护士服、护士帽、鞋袜、口罩、工作牌等物品，在穿着和佩戴时要注意整体的协调性，颜色一致、大小适宜。

（二）护士服饰礼仪的具体要求

1. 护士服 护士服有很多的款式和颜色，主要是以裙装和浅色系为主，样式简洁、美观、适体，质地透气、易清洗和消毒。着装的要求如下（图2-11～图2-14）。

（1）大小适宜 选择护士服的长短要适宜，长袖护士服袖长刚好至腕部；裙装护士服裙长要过膝；腰部用腰带调整大小，宽松适宜。

（2）内搭得体 护士服里面搭配的内衣不能外露。不要在护士服里面搭配带帽的衣服，或是短袖护士服里面穿长袖内衣等。男护士可穿白色衬衣，系领带，不宜穿高领衣服。内搭衣也不要穿太花哨的衣物，最好是和护士服同色系的衣物，以免显露出来。

下装可根据不同的科室和工作环境搭配裤子，女士还可搭配短裙或是短款裤装。搭配的裤子，需与护士服颜色一致，同色系长裤。裤长不能是七分或是九分，应是刚好盖过脚背的位置。女士的裙装和短裤，长度不能超过护士裙的长度，不能显露出来。

（3）干净整洁 护士服要保持干净，如有任何污渍，都应及时换洗。衣物容易褶皱，在洗干净后要熨烫平整。

（4）精简物品 护士服一般都配有口袋，口袋里尽量少放物品，可放口罩、签字笔及表等和护理工作有关的物品。

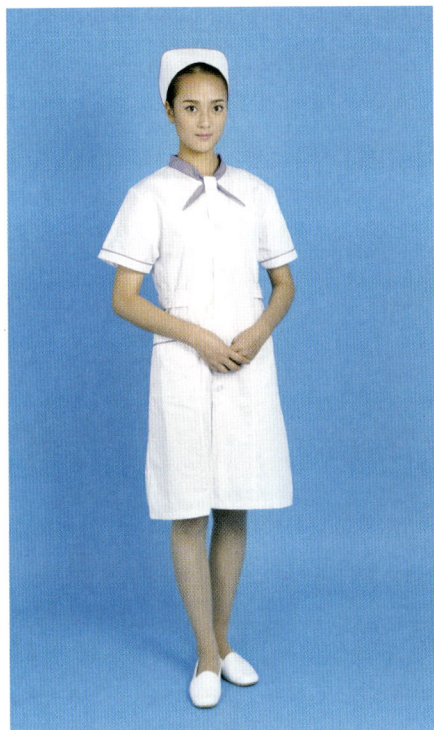

图 2-11　裙式护士服

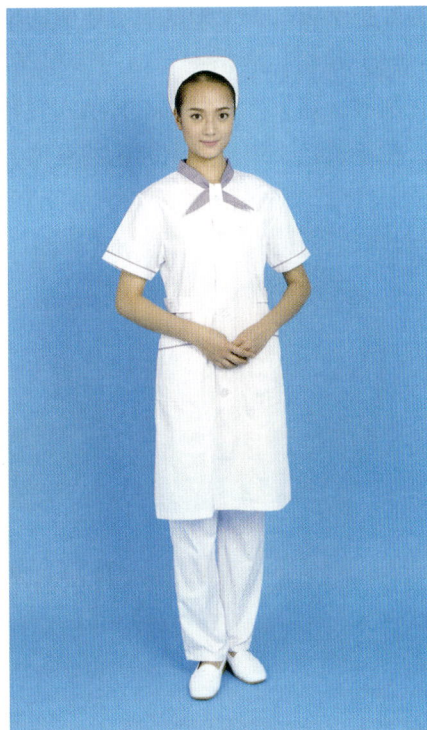

图 2-12　配裤护士服

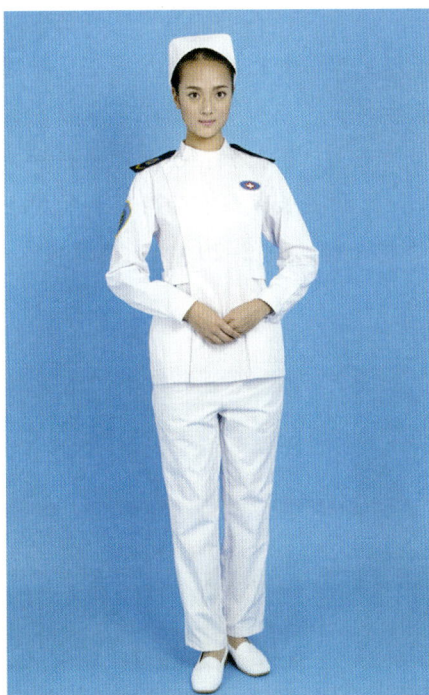

图 2-13　女式分体护士服

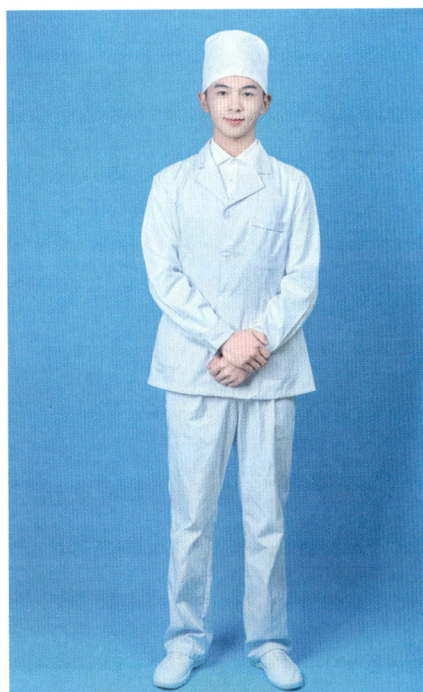

图 2-14　男式分体护士服

2. 护士帽　护士帽是护士职业的象征。主要有燕帽和圆帽两种。具体的要求是：

（1）燕帽　燕帽主要是门诊和病房护士佩戴。燕帽应挺立，轮廓清晰，干净无污渍无褶皱。在束好头发后，将燕帽轻轻扣于头顶，帽的前缘距发际线 4～5cm，前后适宜，戴正戴稳，用与燕帽同色的发夹，固定于帽后（图 2-15～图 2-17）。

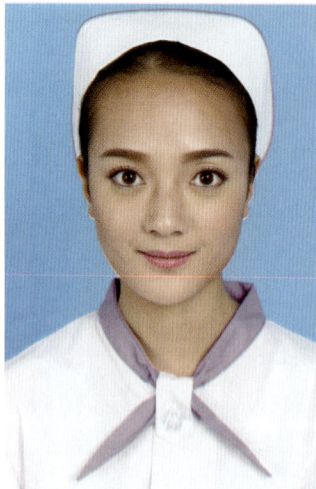

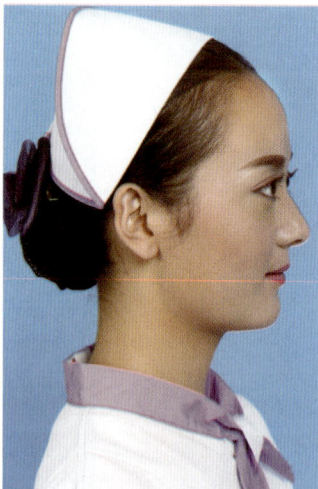

图 2-15　燕帽正面　　　　图 2-16　燕帽侧面　　　　图 2-17　燕帽背面

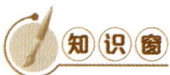

知识窗

护士燕帽上的蓝杠代表什么意思？在有 300 张以上床位的医院设有护理部，护理人员分为护理部主任、副主任、总护士长、科护士长和护士。在有 300 张以下床位的医院不设护理部，护理人员分为总护士长、科护士长和护士。三条蓝杠：护理部主任和副主任佩戴有三条蓝杠的护士帽（图 2-18）。两条蓝杠：总护士长佩戴有两条蓝杠的护士帽（图 2-19）。一条蓝杠：科护士长佩戴一条蓝杠的护士帽（图 2-20）。一般护理人员，帽子上没有蓝杠。

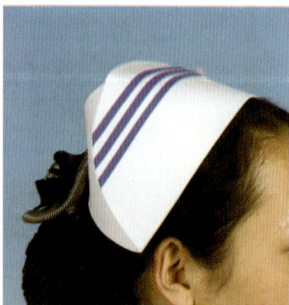

图 2-18　护理部主任　　　　图 2-19　总护士长　　　　图 2-20　科护士长

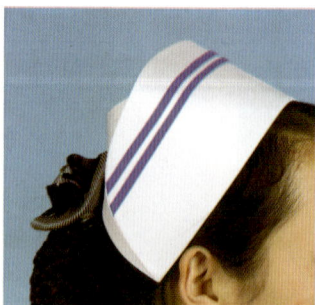

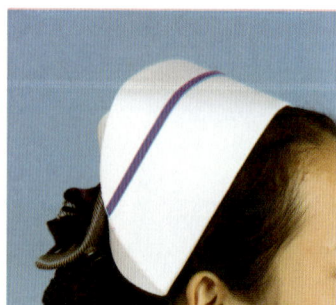

（2）圆帽 戴圆帽是无菌操作和保护性隔离的需要，主要适用于手术室、传染科及一些特殊科室。圆帽要平整无褶皱，头发束好，将头发全部放在圆帽内，帽子的缝线要在头部正后方，边缘要平整，前不遮眉，后遮发际（图2-21、图2-22）。

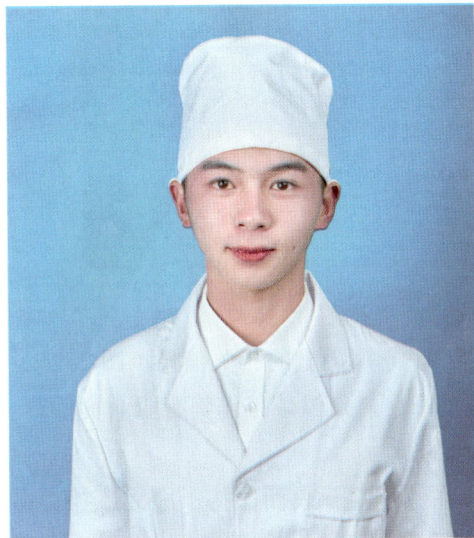

图2-21 圆帽正面

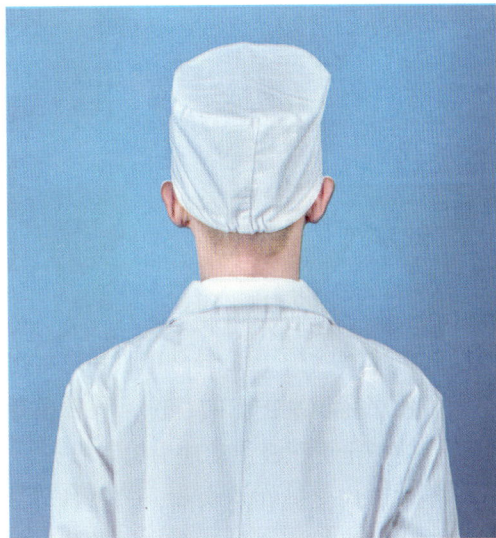

图2-22 圆帽背面

3. 护士鞋袜

（1）护士鞋 护士鞋主要以白色或乳白色，软底防滑为主，可以是平跟或是坡跟（图2-23）。护士工作经常长时间站立，所以强调舒适感。男护士可穿深色皮鞋。鞋子要经常换洗，保持干净无污渍。

（2）袜子 女护士穿裙装要穿肉色高于护士裙摆的长筒丝袜或是连裤袜，不能直接将腿脚露出来（图2-23）。由于丝袜容易破洞和抽丝，不能穿着已坏的丝袜，应在更衣室多备几双丝袜，以备不时之需。穿长裤时，要穿肉色或是浅色高于裤脚边的袜子，与白色护士鞋协调一致。

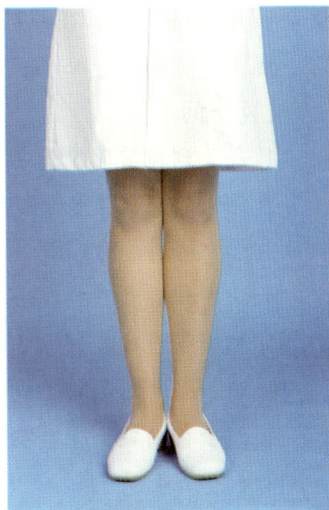

图2-23 鞋袜

4. 口罩 护士在进行护理操作、无菌技术和预防传染时，必须要佩戴口罩。佩戴口罩的高度和松紧要适宜，完全遮住口鼻并戴至鼻翼处（图2-24）。佩戴口罩时要注意：在护理操作未结束前，不能摘下口罩。不能戴口罩与他人长时间地交谈，若需要与患者进行长时间谈话时，应将口罩摘下来，叠好放于护士服口袋中。口罩要保持干净，若是一次性口罩，要按医类垃圾分类处理，若是反复佩戴的口罩要经常换洗和消毒。

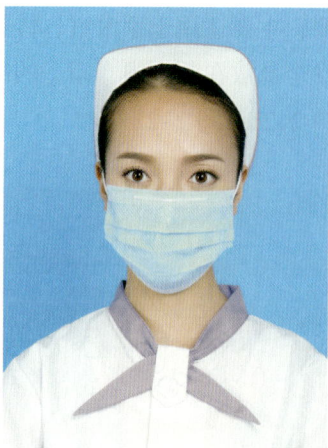

图 2-24　口罩

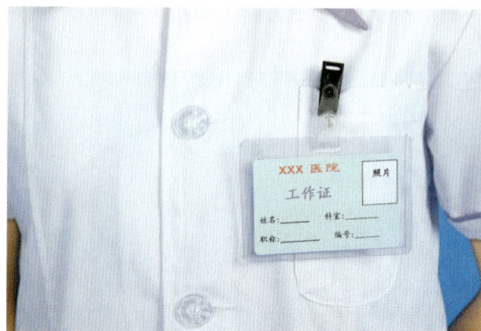

图 2-25　工作牌

5. 工作牌　护士工作牌有照片、姓名、职称、职务等护士的相关信息（图 2-25）。一是方便患者识别护士的身份，利于患者咨询和监督。二是佩戴工作牌有职业责任感，可以促使护士更积极主动地为患者服务，约束自己的行为。

工作牌应佩戴在左胸前，若是挂绳式的应挂在脖子上，表面保持干净无遮挡。另外，工作牌是本人身份的象征，工作牌不应随意摆放。若是不戴，应收好以便上岗时佩戴。

6. 其他饰物　护士在工作岗位上不能佩戴任何装饰性的饰物，只能佩戴手表、工作牌等实用性的饰物。在佩戴手表时要注意不能影响护理操作，可以佩戴护士专用的怀表，佩戴于胸前。

【问一问】

1. 每天到岗前照镜子了吗？

2. 每天到岗化淡妆了吗？

3. 注意修剪指甲了吗？

4. 头发梳理整齐吗？头花歪了没有？

5. 护士服有破损的地方吗？

6. 护士服清洁干净了吗？

7. 领子和袖口干净吗？

8. 扣子齐全吗？

9. 穿的鞋子、袜子干净吗？

10. 按规定佩戴胸卡了吗？

11. 穿的丝袜破了吗？

12. 见到他人时微笑了吗？

复习思考题

一、问答题

1. 作为一名护理工作者，在护理工作和待人接物的过程中，如何运用和管理好面部的表情，请举例说明。

2. 在护理工作时，护士仪容、服饰的要求有哪些？

二、选择题

1. 护士手部是接触患者最多的部位，所以保持清洁与无菌尤为重要，以下洗手说法不正确的是（　　）

A. 直接接触患者前后要洗手。

B. 无菌操作前后要洗手。

C. 处理污染品，处理清洁无菌物品前后要洗手。

D. 穿脱隔离衣前后要洗手，摘下手套后不用洗手。

E. 接触不同患者或者从患者身体的污染部位移到清洁部位时要洗手。

2. 面部表情的核心是（　　）

A. 额头　　　　　　　　　　　　B. 耳朵

C. 鼻子　　　　　　　　　　　　D. 嘴唇

E. 目光

3. 若是谈话时间较长，可用社交型的注视方式，不能盯住面部某个部位看，以散点柔视为宜，注视区域为对方的（　　）

A. 额头　　　　　　　　　　　　B. 眼睛

C. 整个面部　　　　　　　　　　D. 全身

E. 上身

4. 护士在和患者交代重要事项或是问询患者情况等时候，为表示对患者的重视和关注，应注视患者的时间应是整个相处时间的（　　）

A.1/3 以上

B. 超过 2/3

C. 不足 1/3

D. 不足 2/3

E.2/3 左右

5. 作为医院的导诊护士，在接待患者时应采用（　　）

A. 微笑

B. 暗笑

C. 大笑

D. 窃笑

E. 讥笑

6. 洗发时水温宜在（　　　）

A.37 ～ 38℃

B.23 ～ 25℃

C.48 ～ 50℃

D.60 ～ 70℃

D. 冷水

7. 着装的基本原则不包括（　　　）

A.TPO 原则

B. 主体适应原则

C. 文明适度原则

D. 身份原则

E. 与整体相适应

8. 戴燕帽时下面说法不合理的是（　　　）

A. 将燕帽轻轻扣于头顶。

B. 刘海可采用齐刘海，美观靓丽。

C. 帽的前缘距发际线 4 ～ 5cm。

D. 用与燕帽同色的发夹，固定于帽后。

E. 前后适宜，戴正戴稳。

9. 护士帽级别区分正确的是（　　　）

A. 一条蓝杠是护理部主任或副主任。

B. 两条蓝杠是总护士长。

C. 三条蓝杠是科护士长。

D. 没有蓝杠是特殊护理人员。

E. 以上都不正确

10. 与护士服搭配的其他服饰要求正确的有（　　　）

A. 戴圆帽时，头发要全部放在圆帽内，缝线可在后侧或旁侧

B. 工作牌应佩戴在左胸前，若是挂绳式的应挂在脖子上，表面保持干净无遮挡。

C. 护士鞋以白色或乳白色为主，平跟或坡跟，软底防滑。

D. 在护理操作未结束前，不能摘下口罩。

E. 袜子长度要高过裙摆或裤脚边。搭配裙子时可选择肉色或黑色丝袜。

（江群英）

第三章　护士仪态礼仪

扫一扫，看课件

本章概要

　　本章主要介绍护士在日常生活及工作中的仪态礼仪。重点是日常生活中基本仪态礼仪，以及护理工作中仪态礼仪的要求和规范。难点是将所学仪态的知识应用到学习、生活和工作中，并持之以恒地使规范的仪态成为一种习惯。通过本章的学习，同学们应能正确审视自己的仪态，塑造自身良好的形象，从而提升自身素质、职业形象和医院形象。

　　仪态是指人的举止、动作、姿势等肢体语言。在人际交往的过程中，优雅得体的仪态是对交往对象的尊重及重视，也是自身素质、修养的体现。仪态是一种无声的语言，通常能反映出一个人内在的素质修养，仪态是否得体，直接体现整体形象的优雅或粗俗。

导入情景

　　如果您是一位患者，医院接待您，为您提供护理服务的是图3-1的这位护士，看到她给您什么样的感觉？您认为她的体态是否得体？是否符合护士在您心目中的形象？您在向她咨询的时候，会用什么样的态度、语气和她交流呢？

　　反之，如果接待您的护士，面无表情，在指引方向的时候用一根手指给您指引，您又会用什么样的态度、语气和她交流？

　　作为护士生的你，希望在以后护理工作岗位上，遇到的服务对象都用什么样的方式和您交流？为此，您需要做些什么准备？

图3-1　导诊护士

第一节 基本仪态礼仪

一、站姿

站姿即站立姿势，是双腿在直立静止的状态下呈现的姿态。站姿是其他体态姿势的基础和起点，优美、挺拔的身体姿态从站姿开始。

（一）站姿的要求

1. 头部 头正颈直，下颌微收，双眼平视，目光柔和，面带微笑。

2. 躯干 双肩自然下沉，且向后展开，挺胸、立腰、收腹，臀部向内收。脊柱从尾椎开始向上拔高，一直延伸至头顶（图 3-2）。

3. 双臂 上臂自然放松下垂。

站立时，女士可采用的手型有垂放式、叠握式、相扣式、分放式四种。

（1）垂放式 双臂自然垂放于身体两侧，双手大拇指稍微分开，其余四指并拢，自然弯曲放于体侧（图 3-2、图 3-3）。

（2）叠握式 双手右手在上，左手在下，右手四指并拢轻握住左手四指，左手指尖不能超出右手的外侧缘，大拇指向内向下收。双手叠握可置于身体中腹部（图 3-4）和下腹部（图 3-5），中腹部与肚脐齐平。

（3）相扣式 双手四指并拢相扣，拇指自然弯曲，右手手背朝上，可置于身体中腹部（图 3-6）。

（4）分放式 一手自然垂放身体一侧，另一手放松半握拳置于身体中腹部（图 3-7）或者身后臀部之上（图 3-8）。

男士站立时可采用的手型有垂放式和相握式两种。

（1）垂放式 同女士，双手自然垂放于身体两侧（图 3-9）。

（2）相握式 右手握住左手腕，手指自然弯曲并拢，置于下腹部（图 3-10）或身后臀部之上（图 3-11）。

4. 双腿 大腿内侧肌肉收紧，双膝并拢。整个身体重心在两脚中间，双脚力量向下踩，其余部分向上拉长拔高。脚型有以下四种。

（1）平行步 双脚并拢，脚尖平齐向前。男女适用（图 3-3）。

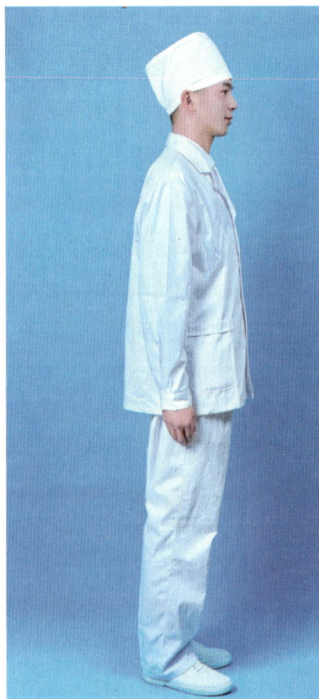

扫一扫，看微课

图 3-2 站姿侧面

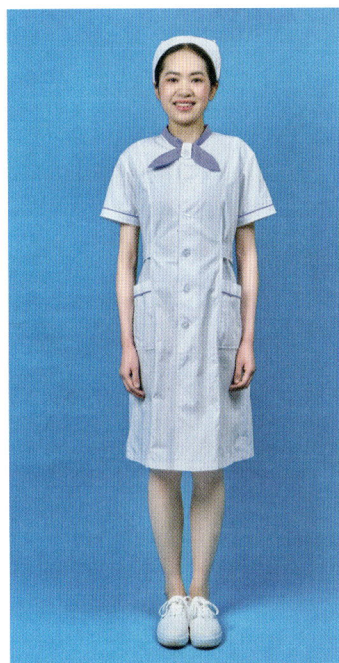

图 3-3 垂放式、平行步

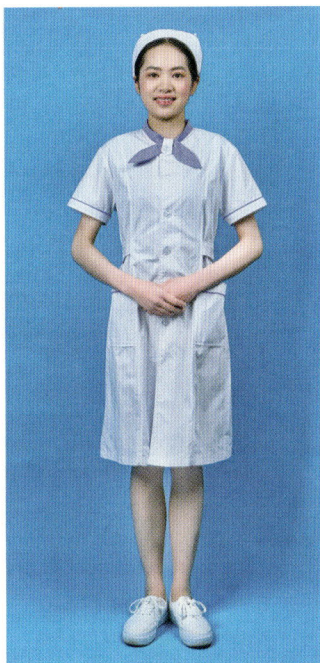

图 3-4 叠握式、V 型步

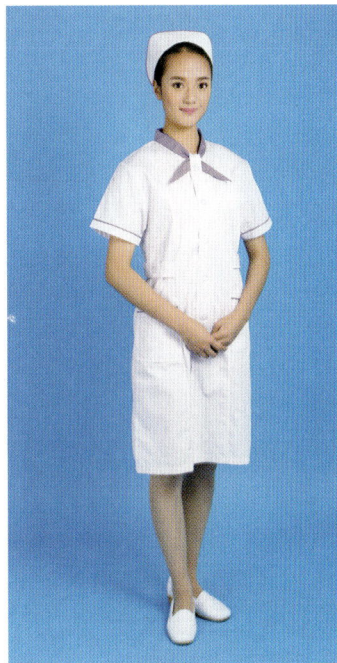

图 3-5 叠握式、丁字步

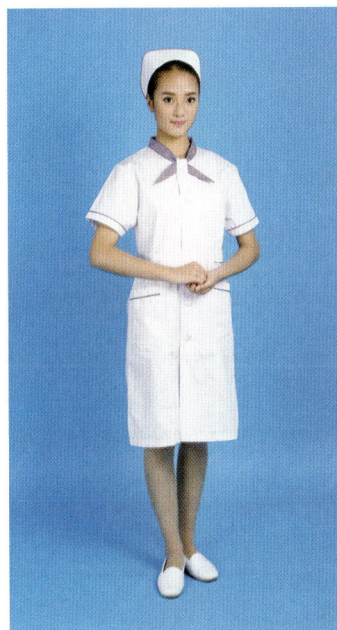

图 3-6 相扣式、丁字步

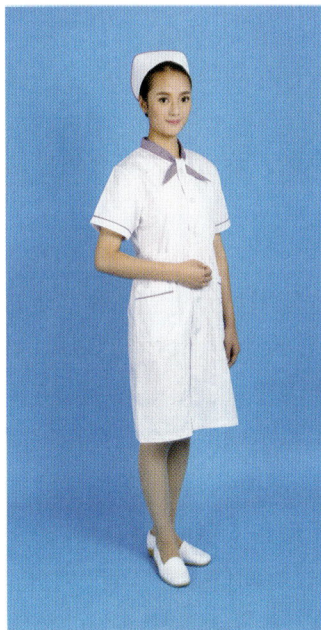

图 3-7 分放式、丁字步

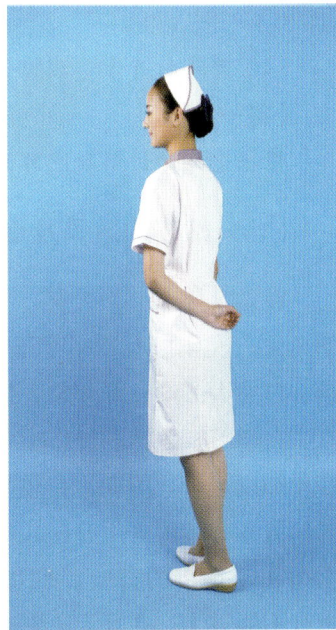

图 3-8 分放式、丁字步

图 3-9　垂放式、V 型步　　　　图 3-10　相握式、打开步　　　　图 3-11　相握式、打开步

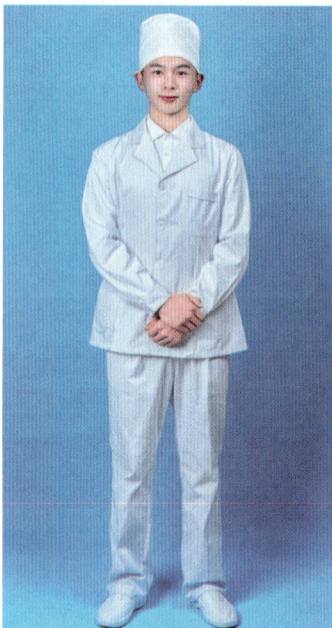

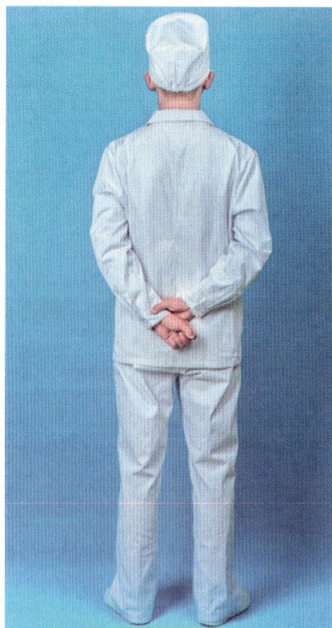

（2）V 型步　双脚跟并拢，脚掌分开 45° ～ 60°，约一拳宽。男女适用（图 3-4、图 3-9）。

（3）女士丁字步　双脚一前一后，前脚跟在后脚心位置，两脚尖分开呈 60° ～ 90°（图 3-5 ～图 3-8）。

（4）男士打开步　双脚分开，不超过肩宽（图 3-10、图 3-11）。

【练一练】

根据老师的讲解和图片的示例，请同学上讲台练习站姿，并谈谈感受。

（二）站姿的效果及变化

在站立姿态上，男女有不同效果。男士应展现"站如松"的潇洒、挺拔、英姿飒爽的风采；女士应有"亭亭玉立"的典雅、恬静、端庄的韵味。总之，应给人以精神饱满、自然大方的良好印象，给患者稳重、值得信赖的感觉。

在学习、生活和工作中可根据不同的场合，采用不同的站姿，将不同的手型和脚型变化加以组合。例如，在较为正式的场合，可采用垂放式手型和平行步的脚型；在护士导诊服务中，可采用叠握式的手型和丁字步的脚型；护士接到医嘱时，可采用垂放式的手型和 V 型步的脚型。如果是长时间的站立，可以变化不同的站姿，但是变化的动作幅度不能过大。并且无论怎么变化，头和躯干部分的总体要求不变。

（三）站姿的禁忌

1.上身姿态不当　站立时，身体不能弓腰驼背、塌腰挺腹、头部歪斜、重心不稳、

随意扭动、倚靠扶拉，显得人无精打采、颓废消沉。

2. 手型不当　双手交叉抱于胸前或叉腰，这样显得骄傲自负、不可一世。还有双手放在衣服口袋里、抱在脑后、手托下巴，手随意乱动，玩弄衣角和物品、抓耳挠腮、咬手指甲，这些行为，会给交往对象不好的印象，显得缺乏教养。

3. 脚位不当　站立时间过长时，可以变化脚位以缓解疲劳，但不能将脚抬起来随意摆动和抖动，或将双脚叉开过大。站立时倚靠在墙壁和身旁的物品上，顺势把脚踩在高处，或是把脚抬起直接蹬上去，要避免这种不文明行为的发生。

二、行姿

行姿是人在行走过程中的姿态，也称为走姿和步态。它以站姿为基础，是站姿的延续和动态表现形式。优雅稳健的行姿给人以动态的美感，充满朝气的行姿会对周围的人产生积极向上的感染力。

（一）行姿的要求

1. 步态　行走时的身体姿态。以站姿为基础立腰收腹，头正肩平、下颌微收、目光平视并注意前方路面。手指并拢微弯，手心朝向身体，双肩平稳，行走时双臂以肩为轴，整个手臂前后自然地摆动，前摆约30°，后摆约15°（图3-12）。

2. 重心　身体重心在起步时稍向前倾，放在反复交替移动的前脚掌上，并且身体重心随脚步移动不断由脚跟向脚掌、脚尖过渡。

3. 步位　走路时的落脚点。双脚内侧走在一条直线上。

4. 步幅　行走时两脚之间（前脚跟和后脚尖）的距离：应为一脚之长。不用刻意去量步幅的大小，只要是步幅适中，不过大过小、忽大忽小即可。

5. 步速　行走的速度男士为100～110步/分钟、女士为110～120步/分钟为宜，在实际应用时注意步速不要过快过慢或忽慢忽快即可。

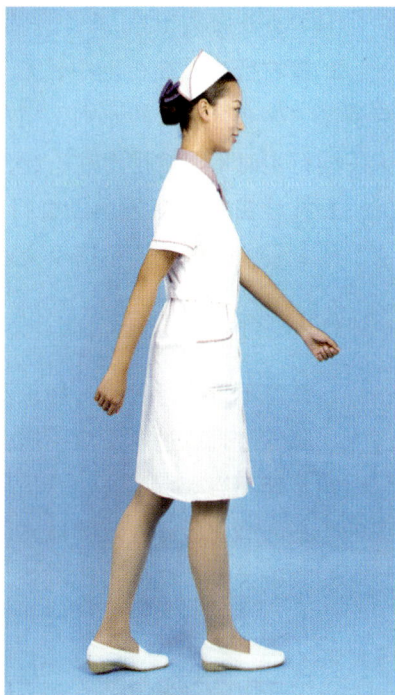

图3-12　行姿

6. 步韵　行走时的节奏、韵律、精神状态等。行走时，膝盖有弯有直并富有弹性，节奏轻盈平稳，精神饱满。

行姿的总体要求是轻盈、优美、矫健、匀速、稳重大方。

（二）护理工作中的快行步

护理工作中，抢救患者、病房传出呼唤声等紧急情况时，护士严禁慌乱奔跑，一方面会给病区患者制造紧张气氛，另一方面会给他人以不成熟稳重的印象。在遇到紧急情况时，护士应采用快行步来代替奔跑，步伐依然轻盈矫健，沉稳地将步速加快，约140步/分钟，充分体现以人为本、紧张有序、忙而不乱的工作作风，获得患者及其家属的信赖与支持。

（三）行姿的礼仪要求

1. 距离适当　在行走中，要注意与周围人之间的距离，对于不同的交往对象应该采用不同的空间距离。

（1）私人距离（0.5m以内）　适用于亲密的人之间，如家人、爱人、朋友。

（2）社交距离（0.5～1.5m）　适用于一般的人际交往场合，是人际交往过程中最常用的距离。

（3）礼仪距离（1.5m～3m）　适用于正式场合，如导诊时、礼仪接待引导时。

（4）公众距离（3m开外）　适用于在公众场合，与不相识的人之间。

2. 靠右行走　在行走中、上下楼梯、进出电梯、上下公交车、通过走廊等场合时，应遵循"靠右行走"的原则，把左侧留出作为紧急通道和反向行进的人的通道。在有多人一同行走时不要并排走在一起，影响其他人通行。

3. 礼让自律　在公众场合行走时，要礼让行人，特别是老、弱、病、残、孕的行人，注意看前方的路，不违反交通规则。

（四）行姿的禁忌

1. 体态不正　行走时，切忌歪头斜颈、左顾右盼、耸肩夹臂、塌腰挺腹、臀部摆动过大、膝盖过直或过弯、双手插在衣袋或背在身后、重心靠后。

2. 步态不当　行走时切忌呈现内八字或外八字步态、没有走在一条直线上、上下蹦弹的步态、脚向后踢或双脚拖在地板上走。

3. 声响太大　切忌步伐沉重，双脚用力不均匀，行走的脚步声太大，影响他人。

三、坐姿

坐姿，主要包括入座、坐定和离座三个方面，指人在就座前后，坐定身体所呈现的动、静相宜的姿态。端庄大方、高雅得体的坐姿给人留下良好气质和修养的印象。

（一）坐姿的要求

1. 入座

（1）入座方位　遵循"左进左出"的原则。在正式场合中，无论立于座椅的哪一侧，都要从座椅的左侧进入椅子的正前方，同样要从座椅的左侧离座。

（2）入座顺序 一是同时就座，若是与同事、朋友、平辈人之间一起入座，可与对方同时就座；二是尊者优先，若有长辈、上级、客人，要让对方先行入座。

（3）入座方式 入座时应立于座椅的正前方，背对座椅，右脚后撤半步，以测量身体与座椅的远近，若小腿接触座椅的边缘，上身微微前倾即可轻稳无声地坐下，切勿将臀部先抬起朝向后方入座（图3-13）。

女士穿裙装、护士穿护士裙或医生穿白大褂时，应在入座时用双手手背抚平裙摆，以免起身时裙边褶皱太多，影响整体仪表（图3-14）。

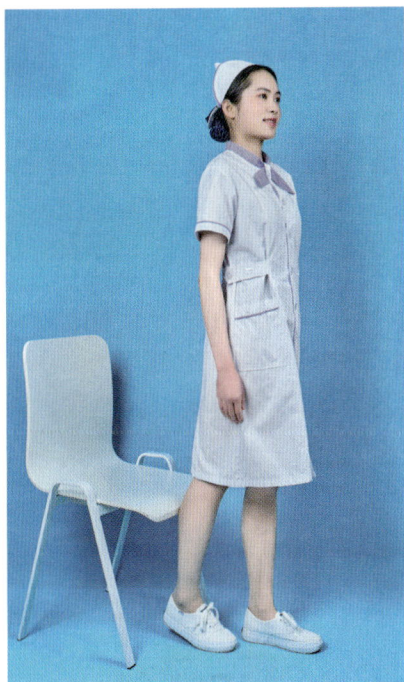

图3-13 入座

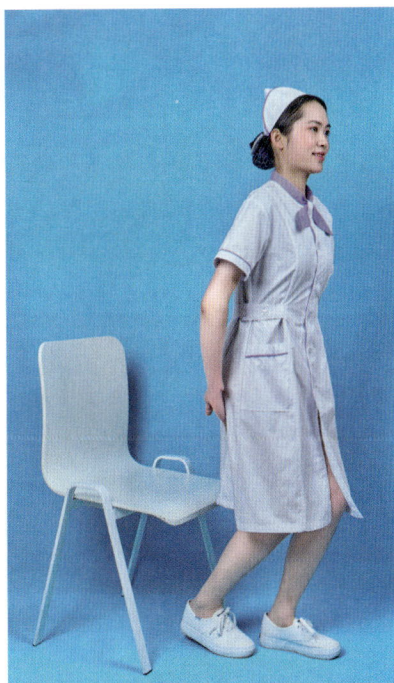

图3-14 手背抚裙

（4）入座礼仪 在正式场合，位置分主次、尊卑，应把主位让给尊长，选择适当的位置就座。在室外不能在台阶、花台、地板等上面随处乱坐，要在有座椅的地方就座。在公众场合，若要坐在别人旁边，要征得对方的同意才能入座。

2. 坐定

（1）要领 主要包括角度、深浅和舒展三个方面（图3-16）。

①角度 是指坐定后上身与大腿、大腿与小腿、小腿与地面所形成的角度。一般要求是90°。

②深浅 是指坐下后臀部与座椅所接触的面积。一般臀部占座椅面积的2/3。

③舒展 是指入座后身体各部位的协调、活动程度，可以通过坐定后的手、脚的变化来协调。

（2）身体姿态　以站姿为基础，无论怎么变化手脚的位置和形状，上身的要求同站姿，应保持直立。

（3）手位

①分放式　也称基本式，将双手分别放于两大腿之上，大拇指稍稍分开，其余四指并拢（图3-15）。

②叠握式　同站姿，可根据情况置于两大腿中间或一侧大腿之上，只适用于女士。

③扶手式　根据座位的特点，手心向下将双手放于扶手上，或双手叠握放于一侧扶手上。

④书写式　在学习工作情况下，双手置于写字台上，上身保持挺直。

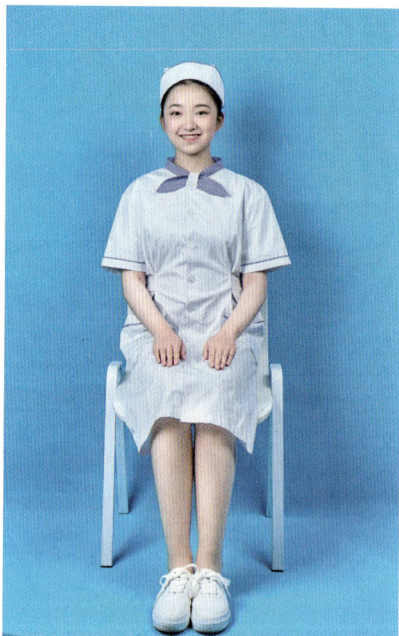

图3-15　坐姿正面

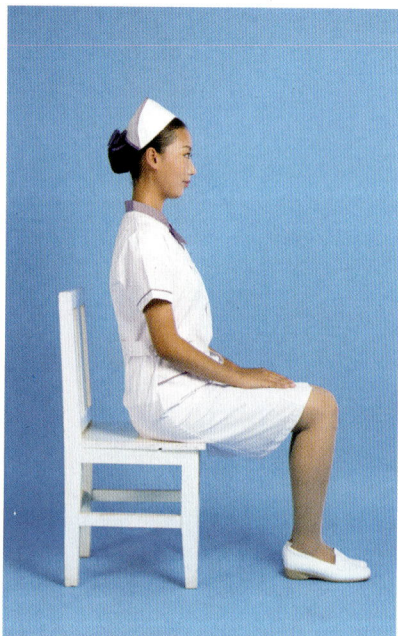

图3-16　坐姿侧面

（4）腿脚位置

①基本式　男女适用，正式场合采用。双脚平行并拢，上身与大腿、大腿与小腿、小腿与地面所形成的角度都为90°。女士的双膝要并拢，双腿没有缝隙（图3-16）；男士双膝可分开一拳宽，或分开不超过肩宽的距离。双手可采用分放式（图3-17）。

②打开式　适用于男士。双腿、双脚自然分开，但分开不要超过肩宽。角度都为90°。双手采用分放式（图3-18）。

③斜放式　适用于女士。座位位置较低时采用。双膝双脚并拢，双脚放于后方、斜后方的左侧或右侧位置。双手可采用叠握式置于两大腿中间（图3-19）。

④交叉式　适用于女士。双脚在脚踝处交叉，交叉可将双脚垂直地面，也可放于左或右斜后方。双手可采用叠握式置于两大腿中间（图3-20）。

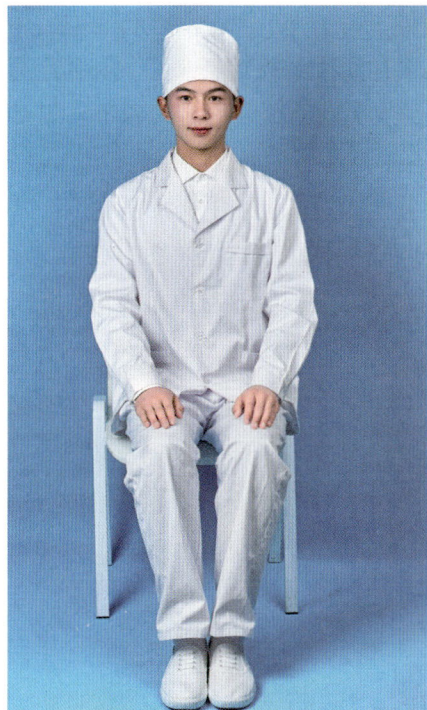

图 3-17　男士基本式

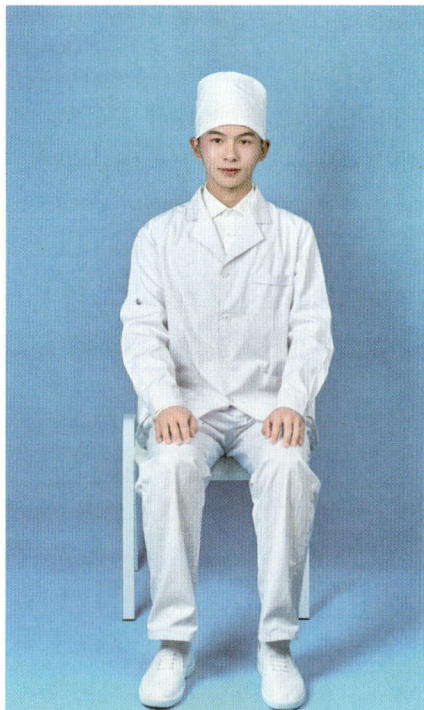

图 3-18　打开式

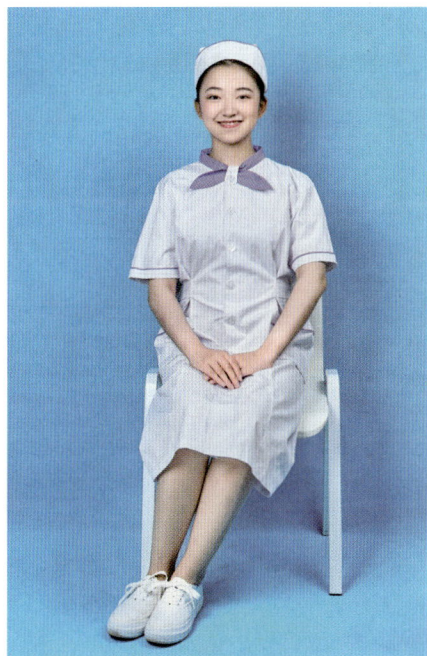

图 3-19　斜放式

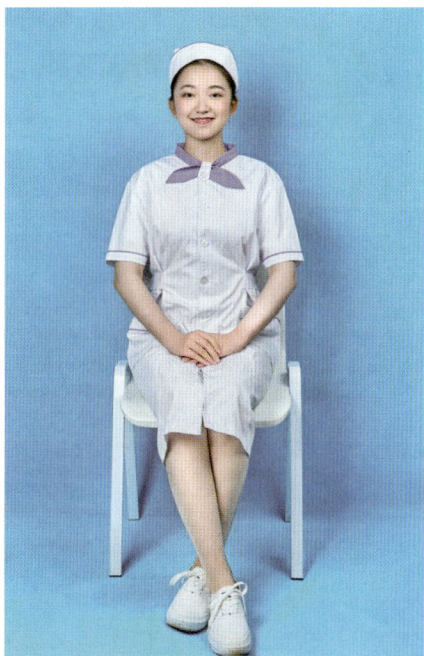

图 3-20　交叉式

⑤前后式　适用于女士。双腿并拢，一脚前伸，另一脚后屈，双脚着地并在一条直线上。当与周围人交谈时，出于礼貌要将身体转向你所交谈的对象，可采用前后式，若是转向右侧，则是右脚后屈、左脚前伸，左侧反之。双手可采用叠握式置于一侧大腿之上或两大腿中间（图3-21、图3-22）。

⑥叠放式　叠放式有两种，一种男女通用，是两大腿一上一下交叉叠放，支撑腿垂直地面，另一脚尖指向地板。双手可采用叠握式置于一侧大腿之上（图3-23）。另一种适用于穿短裙的女士，在第一种叠放式的基础上，将两小腿斜放与地面成45°角，两腿完全交叠在一起没有缝隙。双手可采用叠握式置于一侧大腿之上（图3-24）。

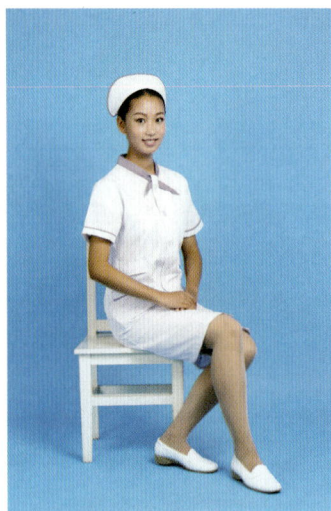

图3-21　前后式正面　　　　　　　图3-22　前后式侧面

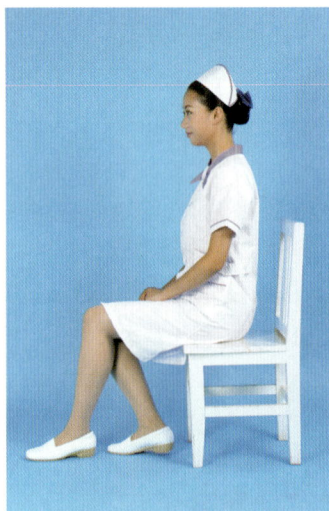

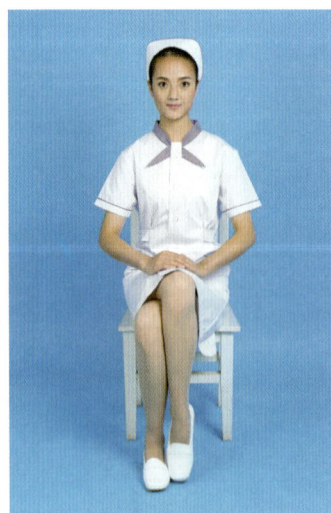

图3-23　叠放式1　　　　　　　图3-24　叠放式2

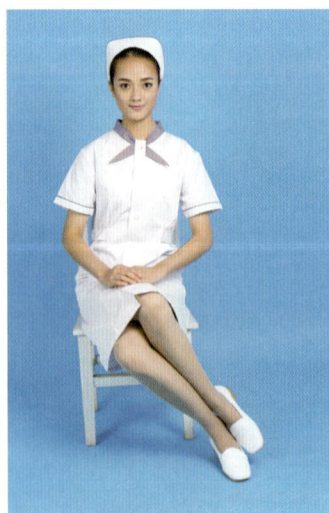

腿脚位置主要有以上6种，无论采用哪种，上身的要求都应保持直立。女士坐姿时，始终保持双膝双腿并拢，体现女士大方得体、温婉含蓄。而男士则在女士坐姿的基础上，更强调潇洒大方、刚毅洒脱，所以男士大腿和双膝都略微分开，以显示男士的阳刚之美。

3. 离座

（1）离座礼仪　离座前要先收拾好自己的物品，以免起身时把东西碰倒，或是离座后又返回寻找物品；离座前要先和周围人示意后才可离座。

（2）离座方式　离座时，将右脚后撤半步，调整好重心，起身恢复基本站姿，待站稳后再遵循"左进左出"的原则安静地离座（图3-25）。

（3）离座顺序　离座时也和入座时一样要遵循"尊者优先"和"同时离座"的原则。

（二）坐姿的禁忌

1. 上身不端　坐定后头靠椅背或垂头，东张西望，下颌前伸；身体东倒西歪，前倾后仰，躺在椅背上，趴在桌子上，腰未立直。

图3-25　离座

2. 手位不当　将手夹在两大腿中间或放在臀部下面；双手随意摆动或挠搔其他地方；手肘支在桌子上；低头玩手机。

3. 腿脚不当　随意抖动；双腿伸直使脚底朝向他人；交叠式时腿抬起幅度较大，上面脚的脚尖朝前或翘起；将双脚放在桌椅上或是一些不恰当的位置；坐定后随意脱鞋、脱袜子；女士将双腿分开，男士双腿分开超过肩宽。

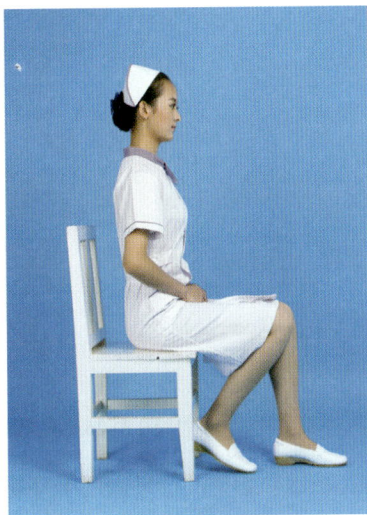

四、蹲姿

蹲姿是在拾捡物品、整理低位物品时采用的相对静态的姿势。护士在为患者调整床高、拾物时常常会用到蹲姿，正确优雅的蹲姿可以避免弯腰翘臀或女士穿短裙时一些不雅观的尴尬状况。

扫一扫，看视频

（一）蹲姿的要求

1. 身体姿态　以站立的姿势为基础。无论是下蹲还是起身，切忌不能先抬高臀部朝向后方，应调整重心下蹲或起身，臀部始终朝向地板。

2. 下蹲的方式　下蹲一般有高低式、交叠式、微蹲式、单跪式。无论采用哪种蹲姿，女士两腿并拢，男士双膝双腿可稍微分开。

（1）高低式　这是最常用的蹲姿。双脚一前一后，下蹲时，重心在前脚，后脚前脚掌着地，女士穿裙装或是护士穿护士裙要先用双手将裙摆抚平再下蹲，上身微微前倾，臀部朝向地板。下蹲后，双膝一高一低（图3-26）。

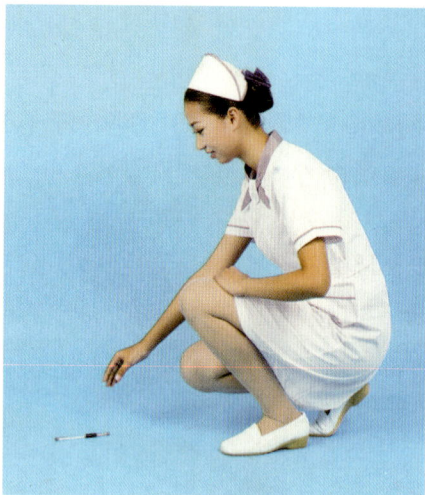

图 3-26　高低式

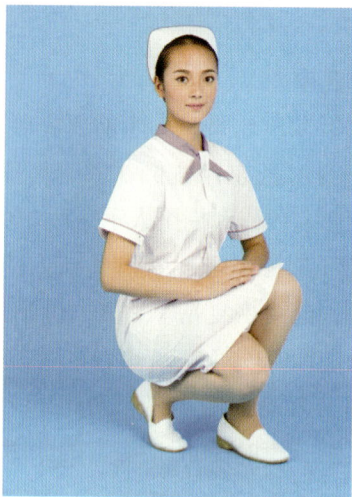

图 3-27　交叠式

（2）交叠式　只适用于穿短裙的女士。双脚一前一后，下蹲时，重心在前脚，臀部朝下，后腿的膝盖从前小腿外侧穿出，使两大腿交叠在一起，前小腿垂直地面（图3-27）。

（3）微蹲式　适用于为他人服务时，例如护士在处理伤口、输液等护理工作时，常常用到这个姿势。双脚一前一后站立，但是不能分开太大，上身前倾的同时微屈双膝，目的是使臀部不要朝向后方（图3-28）。

（4）单跪式　下蹲时间较长时可采用。在高低式的基础上，一条腿单膝着地，另一条腿小腿垂直于地面，臀部后坐于后脚跟之上。

（二）蹲姿的禁忌

1. 下蹲时不要面对、背对或靠近他人下蹲。

2. 不能将双脚叉开，平行下蹲。特别是在公众场合，不能随处下蹲，一定在适当的位置站立或就座。

五、其他体态礼仪

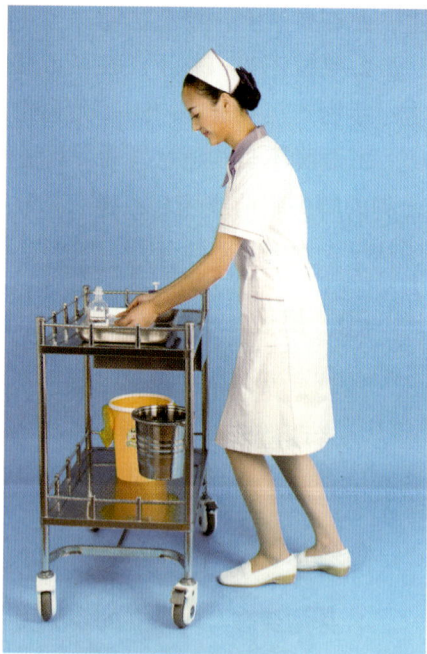

图 3-28　微蹲式

体态礼仪除以上介绍的基本体态外，还有一些在特定场合中使用的体态礼仪，属于具体礼节的范畴。在交际应酬的社交、公众场合中，基础体态礼仪是基本的素养。为表示对他人的尊重、友好和敬意，获得认可和尊重，使用得体的体态礼仪显得尤为重要，是良好修养的体现。如鞠躬礼、握手礼、注目礼、手势语等这些礼节就像一把打开社交之门的钥匙，使用恰当，会使初次见面的生涩变得自然与顺畅。

这里我们主要介绍在护理工作中常用到的鞠躬礼、握手礼、指示礼、点头礼四个礼节。

（一）鞠躬礼

1. 适用场合 鞠躬礼主要适用于表示尊重、感谢、致意的社交或服务场合中。例如，初次见面的陌生人之间、上下级之间、主人与客人之间、晚辈与长辈之间相互表示尊重；演员、演讲人、运动员、领奖人上下台时表示感谢；上下课老师与学生相互致敬等。

扫一扫，看视频

2. 基本要求

（1）整体 以站姿为基础，端正直立、面带微笑、表情柔和，鞠躬前目光注视受礼者。

（2）手位脚型

①女士 双手采用基本式、叠握式。双脚采用基本式、V型步、丁字步都可。

②男士 双手采用基本式、相握式置于腹部。双脚采用基本式、平行步。

（3）鞠躬方式 以腰为轴，整个身体向前向下弯曲15°～90°；眼睛跟随身体向下，看向前方地板1～2米的地方；停顿2～3秒钟。见图3-29、图3-30。

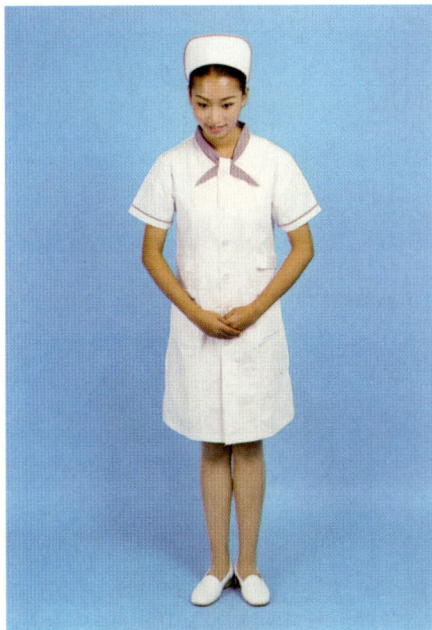

图 3-29 鞠躬礼正面　　　　图 3-30 鞠躬礼侧面

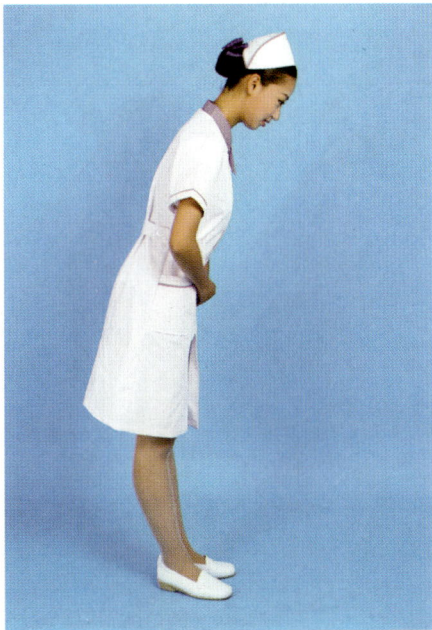

3. 注意事项

（1）鞠躬的度数因受礼对象而不同，一般对初识者、平辈和同事鞠躬15°；医务人员向患者鞠躬15°～30°；对长辈、师长鞠躬30°～45°；谢罪、致歉、悔过或追悼会鞠躬90°。

（2）一般情况下，鞠躬次数就一次，在追悼会、婚礼及谢罪场合则采用三鞠躬。

（3）鞠躬前目光要注视受礼者，鞠躬时双眼不能一直盯着受礼者或看向其他地方，礼毕起身时眼神回到受礼者身上。

（4）鞠躬时，必须脱下帽子，但护士帽属于护理工作岗位的职业服饰，可以不脱。

（二）握手礼

1. 适用场合　主要适用于迎送、会面前后、道别、社交、恭贺、支持、鼓励、安慰等场合。

2. 基本要求

（1）整体　以站姿为基础，端正直立、面带微笑、表情柔和，目光注视受礼者（图3-33）。可根据不同情况采用相应的语言寒暄致意。

（2）距离　两人相距0.75～1m；上身微向前倾（图3-31）。

（3）手式　有单手相握和双手相握两种，都要遵循"右手相握"的原则。

单手相握　也称标准式或平等式相握。伸出右手，四指自然并拢，拇指张开，手臂分开30°～45°。适用于初识或礼貌性会晤场合（图3-32）。

双手相握　也称手套式相握。右手握住对方右手后，左手再握住对方右手。适用于较熟悉的交往关系。

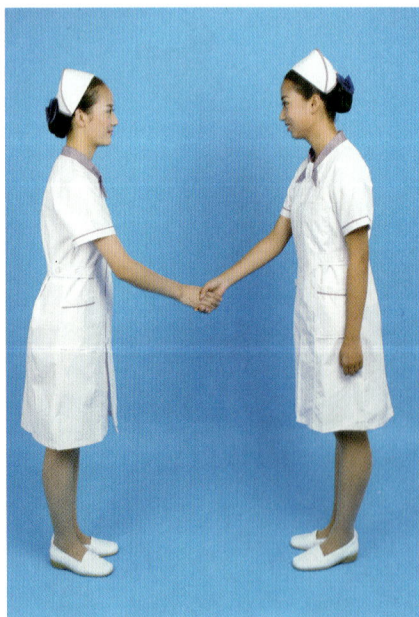

图3-32　握手礼2

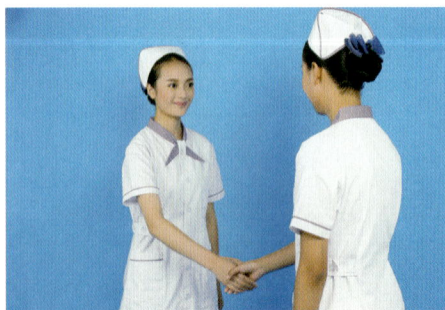

图3-31　握手礼1

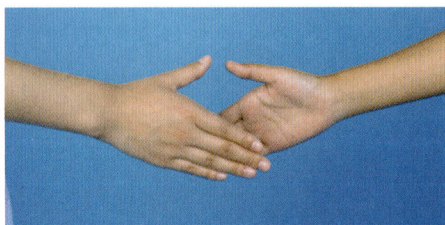

图3-33　握手礼3

（4）力度与时间 上下轻摇三下，持续 1～3 秒钟。

3.注意事项

（1）伸手次序应遵循"尊者决定"的原则。双方握手时，由位尊者先行伸手，位卑者再伸手。

（2）当别人伸手与你相握时，一定要伸手与之相握，否则就是无礼的表现；握手时不要戴手套、帽子和墨镜；寒暄时感情要适度。

（3）作为医护人员，在工作岗位上，因为无菌原则，一般不主动和他人握手。

（三）指示礼

指示礼属于基本手势，手势包括垂放、背手、持物、鼓掌、夸奖、指示等。在护理工作中不仅要会使用手势语，还要看懂患者手势的含义，才能更好地为患者提供护理服务。这里主要介绍待人接物时常用的指示手势。

1.适用场合 适用于介绍他人、指引方向、服务接待的场合。

2.方式 主要有横摆式、屈臂式、斜下式三种，无论使用哪种指示手势，都是以站姿为基础，面带微笑，伸出手的手指并拢，自然展开、手肘微弯，大小臂和手掌在一条直线上，目光不仅要注视受礼者还要兼顾你所介绍的人、指引的方向等，整体动作要自然大方。

（1）横摆式 用于介绍、指引方向的场合。方法是将一侧手臂向同侧方向横摆至斜前方，另一侧手臂可放于体侧、身后或腹前（图 3-34）。

（2）屈臂式 用于介绍、指引方向的场合。方法是将一侧手臂向反方向伸出，大臂不要贴在身前，另一侧手臂可放于体侧、身后或腹前（图 3-35）。

（3）斜下式 用于服务接待的场合。方法是将一侧手臂伸出向正前、左前和右前下方的位置，指向你提供服务的事物（图 3-36）。

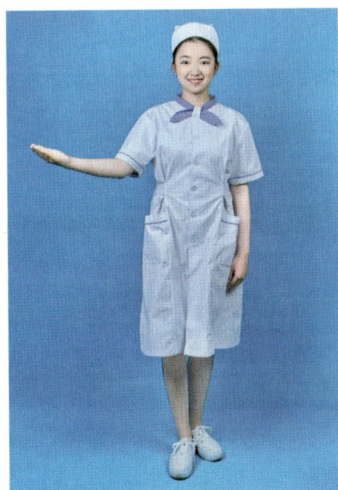 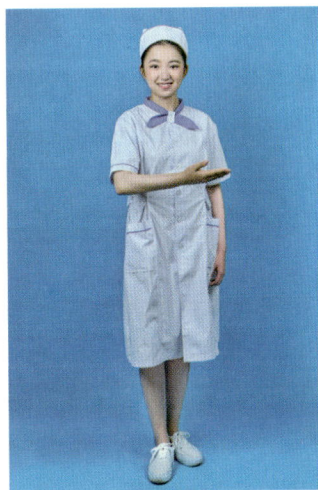 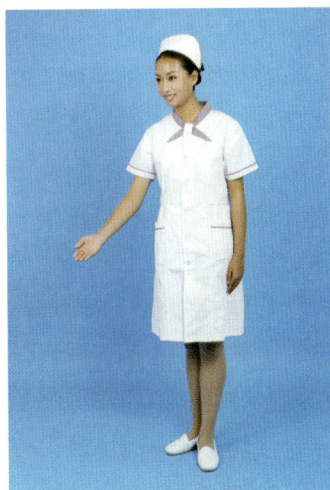

图 3-34 横摆式　　　　　　图 3-35 屈臂式　　　　　　图 3-36 斜下式

（四）点头礼

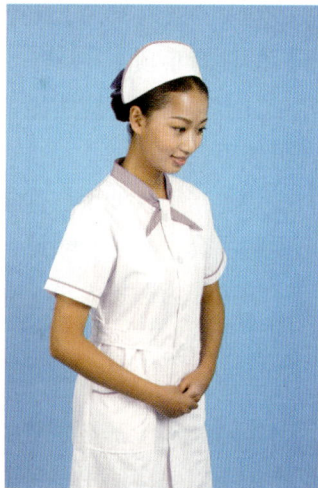

1. 适用场合 不适宜或不便交谈的情况下，遇到认识的人或是在同一场合多次见面，以及一些比较随意的场合。

2. 基本要求 以站姿为基础，目光注视受礼者，头部向下轻点一下，速度不要太快，幅度不用太大，不能戴帽子、墨镜。除一些比较肃穆的场合，一般要面带微笑（图 3-37）。

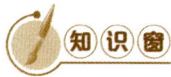

图 3-37 点头礼

手势语

手势和身姿是举止行为礼仪的体现。适当用一些手势、身姿，可以增强谈话内容的有效性，也使从业人员形象生动。手势是非语言符号体态行为中一种最有表现力的"语言"。人们在交谈时以手势配合谈话，可增强表达效果。手势是一种动态语，要求人们运用恰当。男性的身姿手势动作力度可大些，女性则应轻柔些，但都要注意幅度不宜太大，更不能碰出什么声响，毕竟手势只不过是语言的辅助，而不是舞蹈演员的肢体语言。如果跟外国人打交道，除了注意手势、身姿的文雅之外，还要注意各国各民族的不同习惯和禁忌。以下介绍几种常见的不同手势用法及其本身显示的礼仪内涵。

1. OK 手势 用大拇指和食指捏成一个圆圈。这种手指在美国和某些西方国家广为流传，现已逐步遍及欧亚两洲。在美国表示"同意""了不起""顺利"或"赞扬"等意思；在日本、韩国还表示"金钱"的意思；在巴西则表示引诱女人；在突尼斯则表示傻瓜、无用。

2. 举大拇指的手势 在美国、英国、澳大利亚和新西兰，这种手势包含三种含义：搭便车；表示 OK；如果将拇指用力挺直，会有骂人的意思。

3. V 手势 这种手势使用时手掌向外，用来表示"胜利"（victory）。这是第二次世界大战时英国首相温斯顿·丘吉尔首先使用的。但如使用时手掌向内，就变成侮辱人下贱的意思了。

4. "右手握拳，伸直食指"手势 在中国表示"一"或"一次"，或是提醒对方"注意"之意；在日本、韩国、菲律宾等国，则表示"只有一次"；在法国是"请求""提出问题"的意思；在缅甸除了有"请求"意思外，还有"拜托"的意思；在澳大利亚则是示意"请再来一杯啤酒"的意思。

5. 其他手势身姿动作 表"5"以上，"10"以内的数，外国人不用一只手比画，当然也不明白我国用一只手表示的这些意思。我国年长者抚摩小孩头顶以表示喜爱，而在佛教国家则万万不可。双臂交叉置于胸前，许多地区认为既不雅观亦无含义，而斐济却以这一身姿表示对说话者的倾听和敬重。招呼饭店服务员，西班牙人吹口哨，非洲人敲打桌子。这在他们都是合乎礼仪的。我国以点头表同意，摇头表否定，但在阿尔巴尼亚、保加利亚、尼泊尔等国恰好相反，点头否定，摇头才是肯定。日本人点头不表同意，只表理解，而阿拉伯国家点头只是礼貌而已。

此外，在许多地方，人们认为左手是不干净的，因此必须以右手为尊，右手为贵。不能以手收受礼物、递接东西，不能以左手吃饭。在印度、泰国、印尼、阿拉伯国家和一些非洲国家都如此。

因此，应注意不要在社交场合做一些不合礼仪的手势、动作，否则会给人造成蔑视对方、没有教养的印象，从而影响彼此的沟通交流。

第二节　护理工作中的仪态礼仪

一、推治疗车

（一）基本要求

扫一扫，看视频

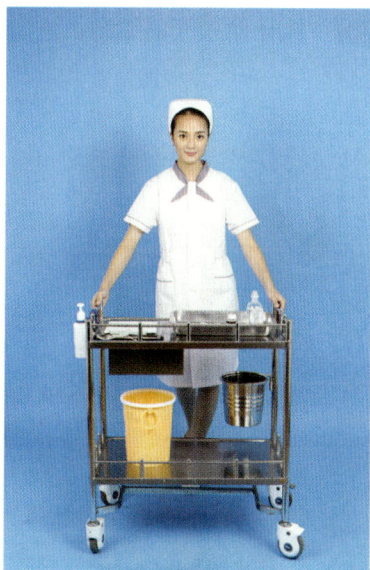

治疗车一般有三面护栏，护士立于无护栏的一面。推治疗车时，在站姿和行姿的基础上，双手扶住车缘两侧，双臂同时用力，控制方向，步伐均匀，匀速前进（图 3-38、图 3-39）。

图 3-38　推治疗车正面

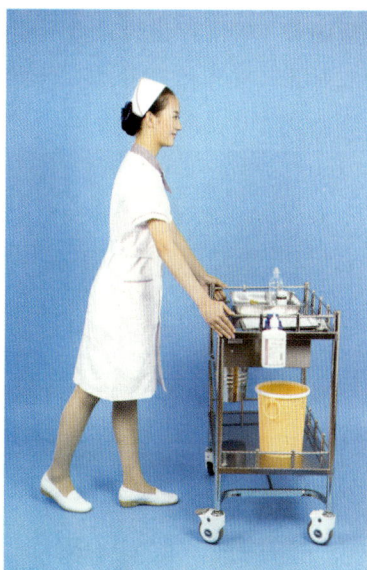

图 3-39　推治疗车侧面

（二）注意事项

1. 保持平稳　推车时要保持治疗车的平稳，勿使车内物品发出声响或摔落到地；停车时，要将车轮上的固定按钮用脚固定好，才能离开。

2. 礼让他人　推治疗车行走时，如遇到他人，特别是遇到患者时，一定要将车推到一侧，请他人先行。

3. 注重细节　推车时要双手扶稳，不能单手拽着推车，并要保持车在自己视线范围之内；进出房门时，将车停稳，用手轻敲门，再推门进入。

二、端治疗盘

扫一扫，看视频

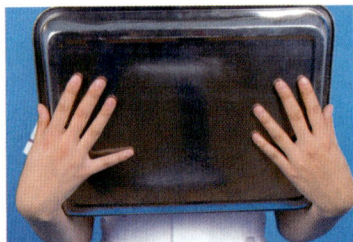

（一）基本要求

双手四指自然分开，手掌托住盘底，大拇指置于盘边缘两侧，在站姿和行姿的基础上，上臂贴近躯干，与小臂成90°夹角，盘缘距身体3～5cm，手臂用力均匀（图3-40～图3-42）。

图 3-40　端治疗盘手型

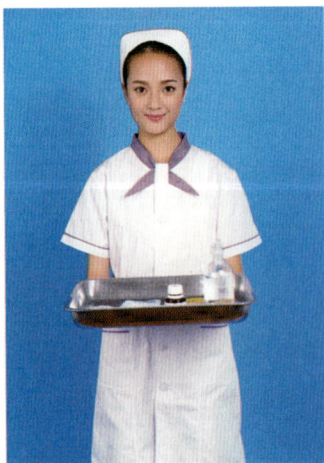

（二）注意事项

1. 保持平稳　要保持治疗盘的平稳，双臂同时用力，不能单手托盘，盘内物品不发出声响或摔落到地。

2. 保持无菌　大拇指不能置于治疗盘内；护士服不能触及治疗盘的边缘。

3. 注重细节　端治疗盘时，盘不能倾斜；遵循"礼让他人"的原则；进出房门时用肩、大臂或肘部轻推开和关闭，不能用脚踢门。

图 3-41　端治疗盘正面

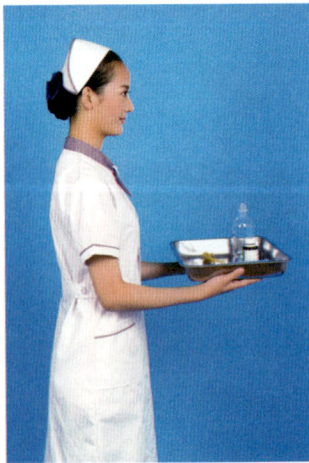

图 3-42　端治疗盘侧面

三、持病历夹

扫一扫，看视频

（一）基本要求

持病历夹是在站姿和行姿的基础上护士工作中的一种仪态。主要分两类，一类是双脚静止状态时，持病历夹书写和阅读的方式，另一类是在行走过程中持夹方式。

1. 书写式　左手握住夹上缘前 1/3 处，将夹置于左手小臂上保持平稳，并稍向外打开，大臂靠近身体，另一手可翻阅或书写（图 3-43）。

2. 侧腹式　一手握夹中下部，夹的正面朝向身体，将病历夹下侧缘置于身体中腹部一侧，夹的上缘不要贴近身体，与身体呈 30° 左右的夹角。另一手自然垂放于身体一侧，在行走时，自然地前后摆动（图 3-44）。

3. 斜面式　一手握夹中下部，将病历夹下侧缘置于侧胯骨上方，病历夹与身体呈 45° 夹角。另一手自然垂放于身体一侧，在行走时，自然地前后摆动（图 3-45）。

4. 侧腰式　一手握夹中部，夹的正面朝向身体，病历夹与水平面呈 45° 夹角。另一手自然垂放于身体一侧，在行走时，自然地前后摆动（图 3-46）。

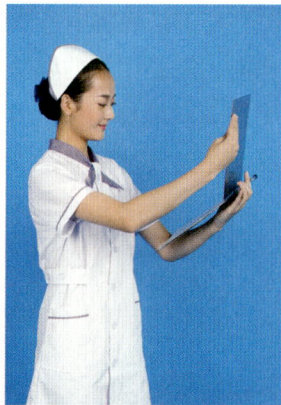

图 3-43　书写式

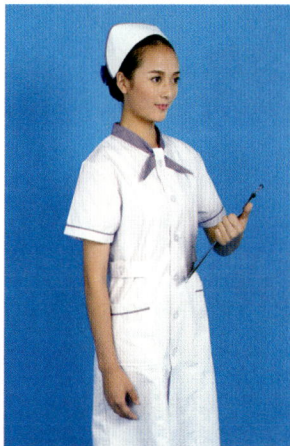

图 3-44　侧腹式

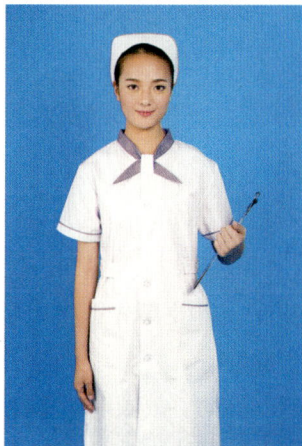

图 3-45　斜面式

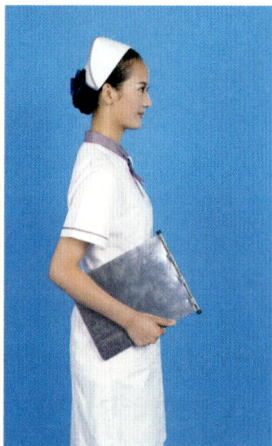

图 3-46　侧腰式

（二）注意事项

病历夹内都是与患者有关的文件，属于患者的隐私，持夹时不应做与治疗无关的事情，不要随意乱放病历夹或携带病历夹离开工作场所。

四、搬放椅子

（一）基本要求

椅子是病房中每位患者配备的物品，搬放椅子是护士在整理床铺和进行某些治疗操作时，需要用到的姿势。护士侧立于椅子的后方，双脚一前一后稍稍分开，双膝微弯，臀部朝向地板，一手臂置于椅背，将椅背夹在手臂和身体之间，另一只手扶住椅背上缘，在搬放过程中保持行走的姿势（图3-47、图3-48）。

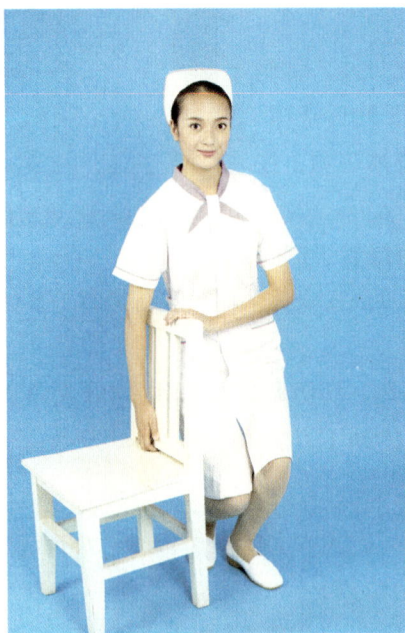

图 3-47　搬放椅子 1　　　　　　　　　　图 3-48　搬放椅子 2

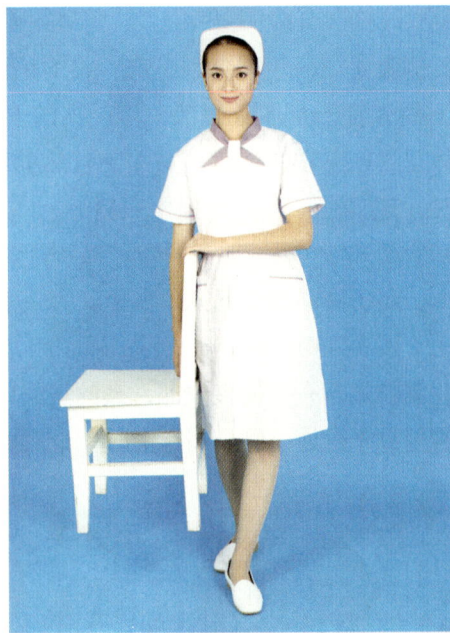

（二）注意事项

1. 征询意见　搬起或放下椅子，都要事先征得患者的同意。椅子上如有患者物品，需要问询患者意见后将物品放于他处。

2. 注重细节　无论椅子搬起、移动、放置时，都要控制好椅子和力度，保持轻巧地摆放，在搬的过程中，不要碰到床等其他物品。

五、递接物品

（一）基本要求

递接文件时文件正面在上，朝向对方，双手递交（图3-49）。递接锐利的物品，如剪、刀等尖锐的一侧朝向自己，不能朝向对方；双手递接（图 3-50）。

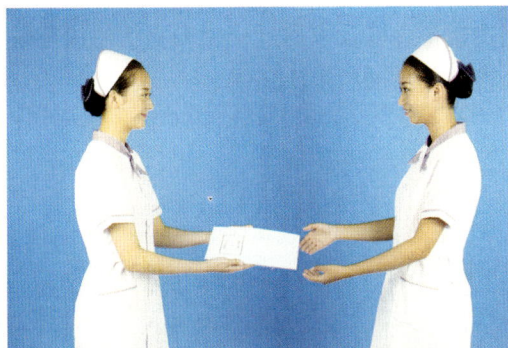

图 3-49 递接文件

图 3-50 递接剪刀

（二）注意事项

1. 神态表情 应面带微笑，正视对方，礼貌递接。

2. 注重细节 根据情况需要配合礼貌用语，如"请您拿好"等；接物时，可点头示意，并致谢。

案例分析

护士生小吴是一名在校学生，经过选拔，和另外 4 名同学一起代表学校参加市"应急救护技能大赛"，其中场景演练操作比赛内容为："交通事故现场急救"。赛前同学们对急救中操作技能的流程和细节进行了大量的练习。小吴在 5 个参赛同学中个子比较矮，有一些操作比其他同学吃力，普通话也不太标准，辅导老师们都为她担心，因为是集体参赛，怕会影响到整体成绩。比赛当天，场景演练中她和另一位同学一起负责徒手心肺复苏这项操作，当她结束操作时，发现其他同学的操作还未完成，她下意识地跑去伤者的脚部，说道："现在是不是有点冷？我帮你焐焐脚吧！"说完，轻轻脱去伤者的鞋，双手分别握住伤者的两只脚。这一举动惊呆了辅导老师，因为这不是之前规范化练习中包含的内容，但就是这个小小的举动同时也获得评委、其他参赛队伍和观众的好评。在 5 名同学的共同努力下，最后他们代表队获得了大赛的第一名。

想一想：小吴同学为什么会出现这种下意识的举动？下意识的举动是否是她最真实的情感？在之后的学习、工作中，仪态礼仪是否可以创新？在创新之前是否需要规范化的学习？

仪态属于肢体语言的范畴，得体的仪态传递给交往对象的是自信和信任感，虽然仪态并不能决定个人成功与否、比赛或应聘的结果，但是正确运用仪态，与获得成功的概率呈正相关。

护士提供高质量的服务并不需要复杂的方式，可在规范仪态的基础上通过简单的、创新的行动获得患者的信任和配合，创新的源泉来自共情，即站在被服务对象的立场思考、真诚地关怀患者，想患者之所想，便会创造出被患者及家属所接受和喜欢的仪态举止，从而建立良好的护患关系，为自己创设出积极、和谐的工作环境。

复习思考题

一、问答题

1. 作为所有仪态基础的站姿，其具体要求有哪些？

2. 护士在端治疗盘时的具体要求有哪些？

二、选择题

1. 走姿、行礼等姿态的基础是（　　　）。

A. 站姿

B. 坐姿

C. 跑姿

D. 手姿

E. 蹲姿

2. 以下哪项是符合礼仪标准的站姿（　　　）

A. 双腿叉开过大

B. 双脚动作过多

C. 身体扭来扭去

D. 倚靠在桌子上

E. 双脚并拢，双手自然垂放身于体两侧

3. 就座的方位原则（　　　）

A. 右进右出

B. 右进左出

C. 左进左出

D. 左进右出

E. 任意方位

4. 就座时，正确的就座顺序是（　　　）

A. 主人优先

B. 男士优先

C. 同辈优先

D. 幼者优先

E. 尊者优先

5. 一般情况下，坐下时臀部与座位所接触面积应该为（　　　）

A. 全部

B.2/3

C.1/3

D.3/4

E.2/5

6. 以下坐姿中，适合男士的坐姿是（　　　）

A. 叠放式

B. 斜放式

C. 打开式

D. 交叉式

E. 前后式

7. 在交往双方进行握手礼时，两人应相距（　　　）

A.50cm

B.75～100cm

C.150cm

D. 较远的距离

E. 任意距离

8. 在过道、上下楼梯等行走时，都应遵循的原则是（　　　）。

A. 靠右行走

B. 靠左行走

C. 居中行走

D. 任意位置

E. 靠内行走

9. 护士在推治疗车时一般用（　　　）

A. 单手

B. 左手

C. 右手

D. 双手

E. 双脚

10. 端治疗盘时，大臂和小臂所形成的角度应为（　　　）

A.135°   B.120°

C.90°   D.60°

E.45°

（奚锦芝　江群英）

第四章　护士语言沟通礼仪

本章概要

本章主要介绍护士在日常学习、生活及工作中的语言沟通礼仪。重点是掌握日常学习、生活中基本语言沟通的原则及言谈技巧。难点是语言沟通在临床护理工作中的有效应用。通过本章的学习，同学们应能在日常生活和护理工作中灵活运用语言沟通的技巧，将护理操作中的语言沟通实际应用，塑造自身良好的形象，从而提升自身语言沟通能力。

导入情景

一医院内科在查房过程中，办公护士发现 1 床王阿姨已经欠费，面临着停药的问题。为此，需要沟通，并催缴住院费用，可能会出现以下两种情形：

护士甲：王阿姨啊，我都告诉你好几次了，你欠款 2000 多元了，今天无论如何要让你的家人把钱交了，否则我们就停止用药了。

护士乙：王阿姨啊，今天是不是感觉好多了？不要心急呀，再配合我们治疗一个疗程，您就可以出院了。噢，对了，住院处通知我们说您需要补交住院费，麻烦您通知家人过来交一下。等家人来了，我可以带他去交的。

想一想：1. 你认为哪位护士的沟通方式更为妥当？为什么？

　　　　2. 假如你是护士，面对这个案例你将如何处理？

语言是一种社会现象，具有交际功能、思维功能和认知功能。同时语言可以反映一个人的文化水平、内心世界、审美境界、品德修养和志向情趣，是个体才智、阅历、教养及应变能力的综合体现，也是维系人际关系的重要纽带，是人际交往的工具。为了获得较好的语言沟通效果，了解语言沟通的基本要求，学习掌握语言的沟通方法就显得至关重要。

第一节　护士语言沟通

语言是人们用于沟通交流的最主要工具，它是人与人之间交往的桥梁，是维系人际关系的良好纽带。

被西方尊为"医学之父"的古希腊著名医生希波克拉底，早在公元前 400 多年前就说过："医学有两样东西可以治病，一是药物，一是语言。"由此可见，语言沟通在治病救人、防病治病、疾病康复中的作用不容小觑。

一、语言沟通的原则

在人际关系中，良好的语言沟通应遵循基本的、普遍的、共有的、以指导为目的的原则，否则会影响良好人际关系的建立。在临床护理工作中，护士有的放矢地合理运用语言沟通，不仅可以使患者产生信任感、促进患者疾病转归和康复，对自身与服务对象、领导、同事的良好人际关系的发展也多有益处。

（一）目标性原则

任何的语言沟通都是在一定的条件下有意识地展开并进行的，它都不是空穴来风、漫无目的的。通常，当一方基于一定的目的运用语言向对方询问事件、提出要求、讲明事实或解释误会，接收方通过分析听到的语言，经过进一步的理解、消化，双方即可展开反馈、沟通与交流。比如，护士向新入院的患者收集病情资料，护士为手术患者消除担心手术不成功的焦虑等。

（二）情境性原则

适宜的物理环境、人文环境和恰当的时间段能够为语言沟通提供良好的前提条件，并产生积极的效果。反之，则制约语言沟通的顺利进行。比如，护士选择在吃饭时间与患者谈话，话题又涉及患者的隐私，同时周围还有无关人员出入，这些情境因素势必会对此次谈话效果造成负面影响。总之，情境性原则就是要求语言的运用要与所处的语言环境相适应，以期语言沟通有效。

（三）尊重性原则

任何语言沟通都需要建立在互相尊重的基础上，因为尊重是语言沟通的首要原则。在交谈中不得将含有侮辱、诽谤、蔑视等贬义的词汇及感情色彩带入到语言沟通中，要把尊敬、友好等善意的语气渗透进语言沟通里。例如，在称呼对方时要使用尊称，比你年长者可以称呼对方为大爷、大娘、叔叔、阿姨、大姐等；根据职业、职务可以称呼为某老师、某经理、某局长等，切忌将对方的床号或住院号作为称呼，比如直接称呼"38床"，就很容易让对方产生反感。

（四）规范性原则

语言沟通的规范性体现在用词恰当，语气谦和，吐字清晰，发音准确，组织语言有逻辑性，意思表达清晰。护士在与患者的语言沟通中使用普通话，采用通俗易懂的语言与之交流，以防患者理解能力有限而发生误会，必要时掌握一些地方方言有助于和患者沟通，拉近双方的交往距离。但在与同事交流专业问题时，就要采用专业术语来交流，以防给对方造成专业知识匮乏的负面印象。

（五）情感性原则

人是富有感情的高级动物，具有喜、怒、哀、乐、悲、恐、惊的情绪表现，这些感情会在沟通时自然而然地流露出来。护士与患者交往的过程中，要始终把"以患者为中心"的人文理念放在第一位，要有爱心、耐心、同情心，时时刻刻关心、爱护患者，并在沟通交流时保持态度温和、讲话亲切、表达到位，取得患者的信任、理解、支持与配合。

二、语言沟通的主要类型

语言沟通是以语言为基本载体实现的沟通，根据语言表达方式将其分为口头语言沟通、书面语言沟通和电子沟通。

（一）口头语言沟通

口头语言沟通，是指借助有声的自然语言符号系统进行的信息传递与交流。它的沟通的形式很多，如会谈、电话、会议、广播等。口头语言沟通是人们利用有声的自然语言符号系统，通过口述和听觉来实现的。口头语言沟通被语言学专家称为"说的语言和听的语言"，是使用历史最久、范围最广、频率最高的言语交际形式，是书面语言产生和发展的基础。

1. 口头语言沟通的优点

（1）信息适应范围广　借助口头语言交际符号进行的沟通涉及的对象没有数量的限制。可以仅限于自我，如自我反省、自言自语；也可以是小团体之间，如病区护士中的小团体进行的互相学习；也可以是涉及人数较多的公共沟通和大众沟通，如演讲、电影等。

（2）信息传递速度快　口头语言沟通可以直接把想传递的信息传递给对方，因此较书面语言传递快，如电话、广播等。

（3）信息传递效果较好　口头语言沟通以面对面的交流为主，交际主体在利用口头言语符号进行沟通时，还可以借助诸如手势、表情、姿态等生动形象的非言语交际符号来强化想传递的信息内容，提高信息传递和交流的效果。

（4）信息可以及时得到反馈　进行口头语言交流的双方绝大部分情况下不受时空的限制，因此信息的接受者可以随时对信息的发出者提出质疑，表达赞同或反对，信息的发出者可以从接受者的语言、表情等方面及时且准确地得到信息的反馈。

2. 口头语言沟通的局限性

（1）信息容易失真　口头语言呈递的信息受到发出者的发音、语速、表达清楚程度的影响而有所不同，信息的接收者也难免由于漏听、误听而使接收的信息不完全、不准确。例如我们日常生活中的误会、流言的出现都是由于信息传递或接收的误差而导致。

（2）信息保留时间短　口头语言的传递方式是声音的线性输出，一般为一次性的，如不录音，传递的内容事后难以再现，只能依靠记忆来维持，一旦有争议，口说无凭，难以核查。

（3）信息易受干扰　使用口头语言传递信息易受外界干扰或空间条件限制，由于语音传递的距离有限，如果周围环境嘈杂、空间过大、人数过多、缺乏扩音设备等，都会使沟通出现困难。

（4）难做详尽准备　在进行口头语言沟通时，交际主体的现场意识感较强，无法做出周密严谨的准备，主要是根据对方的信息反馈，随时变换表达方式，调整发问与应答的内容，因此容易出现纰漏。

（二）书面语言沟通

书面语言沟通是使用文字符号进行的信息交流，是对口头语言符号的标注和记录，书面沟通的形式也有很多，如通知、文件、信件、工作总结、医疗护理文书等。

书面语言是在口语基础上产生的，即口语是第一性的，书面语是第二性的。一方面，人类口头语言历史比书面语言历史长得多。到目前为止，世界上仍有许多语言只有口头语言而没有书面语言。另一方面，书面语又是口语的发展和提高，书面语言沟通是人际沟通中较为正式的方式，可以在很大程度上弥补口头语言沟通的不足。

（三）电子语言沟通

电子语言沟通又称 E–沟通，是以计算机技术与电子通信技术组合而产生的信息交流技术为基础的沟通。它是随着电子信息技术的兴起而新发展起来的一种沟通形式，包括传真、闭路电视、计算机网络、电子邮件等。

电子语言沟通除了具备口头语言沟通和书面沟通的某些优点外，还具有传递快捷、信息容量大、成本低和效率高等优点。但电子语言沟通的缺点是看不到对方的表情，在网络上的某些交流中，甚至搞不清楚对方的真实身份。

三、语言文明规范

提高语言文明规范是语言沟通礼仪的基本要求，一个有文化、有知识、有教养的现代人，言谈一定要使用文明优雅的语言。所以，在人际沟通中，要求语言规范、选题恰当、方法得当，这也是现代文明人应当具备的一项基本素质。

（一）语言规范

在交流时，应使用规范的语言，根据言谈的场合、时间、地点、对象的不同而有所变化。

1. 语言要文明　使用文明、礼貌的语言，是语言沟通的最基本要求，是尊重他人的具体表现，是建立友好关系的基础。在言谈中，要尽量使用文明的语言、礼貌的语言和高雅的语言，赢得他人的好感、信任和体谅。

（1）问候语　问候语是人们互致问候时所用的语言。如"您好""早上好""晚安""初次见面，请多多关照""久违了""一向可好"等。

（2）请托语　请托语是指向别人提出请求时的话语。如"请""劳驾""烦劳""拜托""请关照"等。

（3）致谢语　致谢语是对他人给予自己帮助或对他人好意表示致谢的语言。如"谢谢""麻烦您了""劳您费心了""十分感谢"等。

（4）礼赞语　礼赞语是称赞、赞美他人的语言。如"很好""太棒了""真了不起""太美了""好极了"等。

（5）安慰语　安慰语是在他人遇到困难、不幸时对别人表示安慰的语言。如"您辛苦了""请别担心""请保重""不要着急，请稍等"等。

（6）征询语　征询语是向对方征求意见的语言。如"您喜欢吗？""我可以进来吗？""您需要什么吗？""您还有什么事吗？"等。

（7）祝福语　祝福语是对别人取得成绩、遇到喜庆等场合或互致祝愿时表示祝贺的语言。如"恭喜""生日快乐""祝您好运""新婚快乐""祝您节日快乐""祝您早日康复"等。

（8）欢迎语　欢迎语是对别人的到来表示欢迎友好的语言。如"欢迎光临""欢迎来访""欢迎莅临指导工作""欢迎下榻"等。

（9）告别语　告别语指向别人道别时所说的话语。如"再见""后会有期""希望以后多联系""祝您一路顺风""欢迎下次光临"等。

（10）致歉语　致歉语是表示歉意时所说的话语。如"让您久等了""让您受累了""请原谅"，责备自己礼貌不周说"失敬"，向别人提问时说"冒昧"。

（11）谦恭语　如把腿脚残疾称为"行动不便"，听不见的人称为"失聪"，对"不满"表述为"遗憾"，讳言死亡而改称为"逝世""仙逝""离世""谢世"等。对自己则使用谦称，如称对方为"贵方"，自称为"愚方"等。

（12）文雅语　是表明一个人的善意和对他人的尊重，体现出个人的语言素养和文明高雅风度的话语。如等候来客时说"恭候"，起身作别时说"告辞"，请人勿送时说"请留步"，探望别人时说"拜访"，归还原物时说"奉还"等。在西方，对男子不管其结婚与否都称为"先生"；对已婚女性称为"夫人"；未婚女子称为"小姐"。在外交场合，将女性称为"女士"，以示对女性的尊重。

总之，在运用上述语言时，应当因时、因地、因人，恰当而灵活地加以运用，才能为语言"锦上添花"，真正发挥语言沟通在人际交往中的重要作用。

2. 语言要准确　在沟通过程中语言要准确，以免因误解而产生纠纷。要确保语言准确，必须做到以下几点。

（1）**发音准确**　与人言谈时，要求发音标准清晰，音量适中，让人听得清楚、舒服；语调低沉有力，放低声调比提高嗓门来得悦耳、委婉和柔和，更能吸引别人的注意力并博得信任和尊敬，显得有修养；不要口齿不清、含含糊糊，以免产生误会。

（2）**语速适度**　说话的速度要均匀，节奏要适中；过快、过慢都会让听者尤其是老年人感到难以适应或吃力，从而影响言谈效果和对方的满意程度。

（3）**语法规范**　要使用符合语法要求的语言，不能随意省略或颠倒；语言含义要准确，以正确传递信息。

（4）**表达谦和**　语言的表达在一定程度上借助于语调的强弱与轻重，可以影响信息含义。在沟通中，说话的语调要强弱适当，语气要亲切谦和，态度诚恳、言语自然、表达得体大方，避免一些不礼貌的行为和举动，体现出平等待人的态度。

（5）**通俗易懂**　护士应尽量使用与患者相同的语言和文字，用词要口语化，使患者能听懂。避免使用对方听不懂的方言、土语，慎用外语，尤其是不能用患者听不懂的医学术语或医院常用的省略语。护士在工作中不仅要会讲普通话，也要适当掌握当地方言，以便与当地患者交谈。如护士在为手术前患者做皮肤准备时，可以这样对患者说："皮肤准备就是将准备手术的部位及其周围的汗毛剃光，擦洗干净，以免手术后伤口感染。"给尿潴留患者导尿时，可以这样解释："导尿就是用一根管子将尿液放出来，肚子就不会胀了"。

（二）选题恰当

语言沟通的主题也叫话题，即交谈的中心内容。一般情况下，话题多少可以不定。话题少而集中，有助于交谈的顺利进行；但话题过多或过散，可能会使交谈者无所适从。话题的选择反映了一个人的身份、爱好、修养，以及受教育程度，通常可选择既定的话题、擅长的话题、轻松的话题、高雅的话题、时尚的话题等。如果对对方有一定的了解，那么选择对方擅长的话题，这样就给了他一个展示自身才华的机会；或者选择双方都感兴趣的话题，往往能使谈话气氛变得融洽。如果是与一位刚刚认识或不知底细的人交谈时，避免冷场的最佳方法是不停地变换话题，可用提出一些问题的方法进行"试探"。一个话题谈不下去时，就换到另一个话题，也可接过话头，谈论最近读过的一篇有趣的文章，或刚看过的一部精彩电影。应避免争论的话题、涉及他人隐私及批评别人的话题；初次见面要避免谈论性、宗教及政治等敏感性话题。

（三）方法得当

语言沟通的方法包括交谈、讨论、咨询、电话、讲解、汇报、演讲、口头通知等形式。可根据言谈目的、场合和时间加以选择和运用。在采用交谈、讨论、咨询、电话等两人以上的互动谈话过程中，"停、看、听"的谈话规则要牢记在心。"停"意味着没有想好不要开口；"看"意味着察言观色，留心观察谈话对象的面部表情；"听"意味着认真倾听对方的谈话。尤其"倾听"最重要，仔细倾听且富有同情心的听话人最受欢迎，因为人人都喜欢同一个真正地倾听自己讲话的人谈话。倾听时，不要随意打断他人的讲话；言谈中，要时时留心自己的谈吐，并且严密注视听话人的反应，只有这样，才能知道自己的言辞是否妥当。一个有礼貌的人，不是总把"我认为"是挂在嘴上，而应该问"你认为如何"，在采用讲解、汇报、演讲、口头通知等单向传递信息的言谈方法时，要做到开场白具有吸引力，内容重点突出，条理清楚，交代清楚事情的前因后果，巧妙结束。

第二节 护士言谈技巧

扫一扫，看视频

护士语言沟通的技巧贯穿于日常护理工作始终。为了保证护患语言交流顺利地进行、确保其效果，护士可根据具体情况适时、适度地运用以下几种交谈技巧。

一、倾听

倾听是指交谈者全神贯注地接受和感受交谈对象发出的全部信息，并做出全面的理解。倾听是获取信息的重要渠道，将伴随整个交谈过程。在护患交谈过程中，护士运用倾听时，应特别注意以下几点。

1. 目的明确　在与患者交谈时，护士应善于寻找患者传递信息的价值和含义。

2. 控制干扰　护士应做好充分准备，尽量降低外界的干扰，如关闭手机。

3. 目光接触　护士应与患者保持良好的目光接触，用30%～60%的时间注视患者的面部，并面带微笑。

4. 姿势投入　护士应面向患者，保持合适的距离和姿势。身体稍微向患者方向倾斜，表情不要过于丰富、手势不要太多、动作不要过大，以免患者产生畏惧或厌烦心理。

5. 及时反馈　护士应适时适度地给患者发出反馈。护士可通过微微点头、轻声应答"嗯""哦""是"等，以表示自己正在倾听。

6. 判断慎重　在倾听时，护士不要急于做出判断，应让患者充分诉说，以全面完整地了解情况。

7. 耐心倾听　患者诉说时，护士不要随意插话或打断患者的话题，一定要待患者诉说完后再阐述自己的观点。无意插话或有意制止患者说话均为不礼貌的举动。

知识链接

美国著名人际关系学大师，西方现代人际关系教育的奠基人戴尔·卡耐基曾讲过一个故事。一次他在纽约参加晚宴，碰到了一位优秀的植物学家。他从未跟植物学家谈过话，于是凝神静听，听其介绍外来植物和交配新品种的许多实验。事后，那位植物学家向主人极力恭维卡耐基，说他是"最能鼓舞人的人"，是一个"最有趣的谈话高手"。卡耐基几乎没说几句话，他只是非常注意地听。这也是谈话高手吗？

一位音乐家曾说过："上天赐人以两耳两目，但只有一口，欲使其多见多闻而少语。"这就说明了交谈中倾听的重要性。听话是交谈的一种有效方式，善于倾听，可以暗示谈话者"我在关注你"，"我在听你说"，让谈话者有一种被尊重、被重视的感觉，使其畅所欲言。做一个好的听众比做一个谈话者更重要。

8.综合信息 护士应综合信息的全部内容寻找患者谈话的主题，注意患者的非语言行为，以了解其真实想法。

二、提问

提问是收集信息和核对信息的重要方式，也是确保交谈围绕主题持续进行的基本方法。为了保证提问的有效性，护士可根据具体情况采用开放式提问或封闭式提问。

1.开放式提问 又称敞口式提问，即所问问题的回答没有范围限制，患者可根据自己的感受、观点自由回答，护士可从中了解患者的真实想法和感受。其优点是护士可获得更多、更真实的资料；其缺点是需要的时间较长。

2.封闭式提问 又称限制性提问，是将问题限制在特定的范围内，患者回答问题的范围较小，可以通过简单的"是""不是""有""无"等即可回答。其优点是护士可以在短时间内获得需要的信息；其缺点是患者没有机会解释自己的想法。

护考链接

引导交谈，下列哪项属于开放式提问：

A.您的父母有高血压病史吗？

B.您对手术有顾虑吗？

C.您每天解大便几次？

D.您的右上腹是否疼痛？

E.您今天的感觉怎么样？

解析：只能用是与不是或简短话语回答的问题是闭合式提问，开放式提问对答案没有限定，会获得较多的信息，同时沟通气氛良好。所以答案是E。

三、核实

核实是指交谈者在交谈过程中，为了验证自己对内容的理解是否准确所采用的沟通策略，是一种反馈机制。核实既可以确保护士接受信息的准确性，也可以使患者感受到自己的谈话得到护士的重视。护士可通过重述、澄清两种方式进行核实。

1. 重述 重述包括患者重述和护士重述两种情况：一方面，护士将患者的话重复一遍，待患者确认后再继续交谈；另一方面，护士可以请求患者将说过的话重述一遍，待护士确认自己没有听错后再继续交谈。

2. 澄清 护士根据自己的理解，将患者一些模棱两可、含糊不清或不完整的陈述描述清楚，与患者进行核实，从而确保信息的准确性。

四、阐释

即阐述并解释。在护患交谈过程中，护士往往运用阐释技巧解答患者的各种疑问；解释某项护理操作的目的及注意事项；针对患者存在的健康问题提出建议和指导等。所以在阐释时要尽可能全面地了解患者的基本情况，将需要解释的内容以通俗易懂的语言向患者阐述，使患者可以选择接受、部分接受或拒绝。

五、共情

即感情进入的过程。共情是从他人的角度感受、理解他人的感情，是分享他的感情，而不是表达自我感情，也不是同情、怜悯他人。在护患交谈过程中，为了深入了解患者、准确地掌握患者的信息，护士在交谈过程中应遵循双向共情原则。一方面，在交谈中要注意双向交流，并在可能的前提下，尽量使交谈围绕交谈对象进行，不要忽略对方的存在，妄自尊大；另一方面，在交谈中，为了达到共感，要求所讨论的中心内容，应是彼此共同感兴趣、能愉快接受、积极参与的，不能只顾自己，而不看对方反应。从患者的角度理解、体验其真情实感，不可一味宣泄个人的情感，而不去考虑交谈对象的反应，这是使交谈取得成功的关键。

六、鼓励

在与患者的交谈过程中，适时适当的鼓励，在交谈中有助于增强说话者的自信心。此交谈技巧在护患交谈中较为常用，能够为患者提供心理支持，提高患者战胜疾病的信心。比如，鼓励癌症患者重拾生活的希望。鼓励的交谈技巧往往与安慰同时运用，起到协同作用。

七、赞美

赞美别人是为人处世应具备的基本条件，它能缓解矛盾，使人们友好相处，并加深友谊。运用恰当的赞美方式，更能取得良好的效果。可以直言夸奖，也可以用反向赞美法。在赞美别人时，为对方树立一个目标，能激励对方增添信心，为这个目标而奋斗。在与患者沟通时，患者都有渴望得到赞美的心理，更希望得到别人的肯定，所以适时的赞美会让患者更加惊喜，能起到愉悦心情、提高战胜疾病信心的作用。

八、特殊情况下的言谈技巧

1. 与愤怒患者的沟通　在患者生气发怒时，护士应首先证实患者是否在生气或愤怒，可问他："看来你很不高兴，是吗？"然后可说"我能理解你的心情"以表示接受他的愤怒，其次是帮助患者分析发怒的原因。最主要的是不能以自己的愤怒来对待他的愤怒，有效地处理患者的意见和要求，重视他的需要是较好的办法。

2. 与抱怨患者的沟通　首先要耐心倾听，不管患者如何气势汹汹、喋喋不休，护士应该耐心倾听以平息患者的怨气。然后因为对患者造成的不便向患者诚恳地道歉，继而重述患者描述的问题，确定完全了解患者的意见，使患者明白护士是诚心想要帮忙，不满的情绪也将随之减弱。护士以同理心和患者沟通，并采取进一步的做法，从而使患者感到满意。

3. 与哭泣患者的沟通　当患者哭泣时或在患者想哭时，应让他发泄而不要阻止。哭泣有时是一种健康的和有用的宣泄方式，最好能与他在安静的地方待一会（除非他愿意独自待着），可以轻轻地安抚他，准备好纸巾和一杯温水。在哭泣停止后，用倾听的技巧鼓励患者说出流泪的原因。

4. 与抑郁患者的沟通　抑郁的患者往往说话慢，反应少和不主动，患者很难集中注意力，有悲观情绪，或者显得很疲乏，甚至有自杀想法，所以不容易进行交谈。护士应以亲切和蔼的态度提出一些简短的问题，并以实际行动使他感到有人关心照顾他。

5. 与病情严重患者的沟通　沟通时应尽量简短，不要超过 10～15 分钟，避免一些不必要的交谈。对无意识的患者，你可持续用同一句话，同样的语调反复地与他说，这样他有可能听见。对这样的患者进行触摸可以是一种有效的沟通途径，但在触摸前应该告诉他，你要假设患者是能够听到的。注意尽可能保持安静的环境。

6. 与感觉有缺陷患者的沟通　如对听力丧失的患者，听不到护士进病房时的动静，可轻拍让他知道你的来到，在患者清楚看到你的面部和口型后，借用手势和脸部表情来加强你的表达。可将声音略为提高，但不能喊叫，要有耐心，不能着急或发怒。对视力不佳的患者，在你走进或离开病房时都要告诉患者并告知你的名字，在接触盲人前要给予说明，并对发出的声响进行解释，应避免或减少非语言性信息。要时刻想到为这些患者补偿一些可能因看不见而遗漏的内容。

第三节　护理操作的语言沟通

护理操作中的语言沟通，是给患者以信任和安全感，能充分展示护士良好的职业素质和礼仪修养。护理工作中的每一次操作前的解释、操作中的指导及操作后的嘱咐，每一次健康指导、每一句鼓励的话语都会给患者留下良好的印象，利于护患沟通，同时能打动患者，患者会感到被人尊重，使患者树立战胜疾病的信心和勇气。

一、护理操作的语言沟通要求

在日常护理操作过程中，礼貌得体的语言无一不体现出护士职业素养，是顺利开展护理工作的重要保证。

扫一扫，看微课

（一）操作前的解释

1.亲切、礼貌地称呼患者，并作自我介绍，认真核对相关信息。让患者感到护士热情、友善。护士进入病房时，应轻轻地叩门以表示对患者的尊重，走进病房时，向患者微笑点头，同时轻声地致以问候，如"您好""早上好""晚上好"等，言语要亲切。护士在为患者做各种护理操作前，要认真核对相关信息。

2.认真耐心地向患者解释本次操作的目的、意义、患者应做的准备、操作方法及操作过程中可能出现的感觉等。说明此次操作的目的、方法、操作中可能产生的不适，以及需要患者配合的地方，安慰患者以取得患者的合作，同时给患者安排好舒适的体位，为操作做好充分准备。在做各种检查前，护士要热情友好，在为患者作导尿、灌肠、会阴冲洗等操作前，护士要关心和尊重患者，如拉好窗帘，屏风遮挡等。操作前解释工作是否成功取决于护士言谈的礼貌程度，避免用命令式的口吻与患者交谈。

3.真诚地向患者承诺将用熟练的技术进行操作，最大限度地减轻患者的不适，征得患者同意后再进行操作。

例如：患者陈某，男性，60岁，医嘱给予测量血压，责任护士小王来到病房与患者进行沟通。护士礼貌地操作前解释如下。

护士："陈爷爷，您好！您今天看起来气色不错，我是您的责任护士小王。"

患者："你好，小王。"

护士："根据医嘱，今天要为您测量血压，您刚才30分钟内活动了吗？"

患者："我刚打了一会儿太极拳。"

护士："那请您休息20～30分钟我再给您测量，因为活动会影响血压的数值，测出来会不准确的。"

患者："好的，我先休息一会。"

（30分钟后）

护士："陈爷爷，您休息好了吗？"

患者："好了，可以开始了。"

护士："请您做好准备。"

（二）操作中的指导

1. 操作过程中，指导患者配合的方法，询问患者有无不适，仔细观察患者的反应，重视患者的感受，并视情况进行相应的调整。进行护理操作时护士一边操作一边用亲切的话语与患者交谈，适时指导患者配合操作。

2. 使用安慰性语言，转移患者注意力。在进行护理操作时，对待患者态度和蔼、言语亲切，让患者感到护士的责任心，增强患者的安全感，让患者感到安慰，同时可以转移患者对痛苦的注意力。

3. 使用鼓励性语言，增强患者战胜疾病的信心。这样既降低了操作中的难度，减轻了患者的痛苦，同时大大提高了护理的工作质量和效率。例如：

护士："陈爷爷，您准备好了吗？现在为您测量血压，可以吗？"

患者："准备好了，可以了。"

护士："请您躺平，别紧张，我帮您脱去左侧衣袖……"

护士（血压计袖带充气时）："陈爷爷，现在您的手臂感到有点胀是吗？很快就好了，请您坚持一会儿……"

（三）操作后的嘱咐

1. 亲切询问患者的感受，观察操作是否达到效果。

2. 嘱咐交代应该注意的问题。操作完成后，护士应根据患者的病情给予亲切的嘱咐和安慰，这不仅是礼貌，也是护理操作中一项必要的程序。嘱咐是指操作后再次进行核对，了解患者的感受；是否达到了预期的效果，告诉患者相关的注意事项，而安慰则是对操作中给患者带来的不适给予亲切的抚慰和鼓励。

3. 感谢患者的配合。在护理操作顺利完成后，向患者致谢，感谢患者的积极配合、支持和理解，同时要让患者知道积极配合对身体的康复具有重要的意义。例如：

护士："陈爷爷，您的血压测量好了，我帮您穿好衣服……"

护士："您的血压比正常还是高一点，请您不要着急，对治疗要有耐心和信心，要保持乐观的态度，安心养病。"

护士："经常按照我们教您的方法做做锻炼，还要注意饮食，尽量不要吃咸的和油腻的食物，请您不要吸烟。"

患者："好，谢谢你。"

护士："不用谢。"

护士："呼叫器在这里，有事可按铃叫我们。谢谢您的配合，祝您早日康复。"

临床情景

一位护士在给患者输液时，一针没扎到血管，准备再扎一次，她无动于衷，拉过患者的另一只手说："这针没扎到，再扎一针。"结果遭到了患者的拒绝，让她非常难堪。第二天另一位护士来给这位患者输液时，第一针也没扎到血管，这位护士很内疚地说："阿姨，真对不起，弄疼您了，不好意思，还得重新扎一针。"这时，患者却说："不要紧，慢慢扎。"

分析

同一位患者，对两位护士有两种截然不同的态度，不难看出护理工作中护士礼貌的语言、温和的态度都可以让患者感到护士的责任心和爱心，体会到护士的善良、温和与同情。显然第一位护士说话不礼貌，缺乏善良、温和与同情，引起患者的反感，从而遭到了患者的拒绝。第二位护士说话礼貌，态度温和，而获得患者的信任。

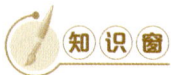

知识窗

护患交谈结束时的"门口表现"

有学者提出，在结束护患交谈时要重视"门口表现"。所谓门口表现，是指患者在会谈最后的表现，也许是准备离开的时候，或是到门口时的表现。也就是在护士准备离开的最后一刻，患者突然提出一些新的想法和感受。这可能是因为患者受到巨大的压力，不敢将重要的问题告诉他人，直到谈话结束时才下决心说出来。护士应注意，患者在"门口"才说出的事情很可能是患者问题的核心，应予以高度重视。

二、常用护理操作中的语言沟通

护理操作中的良好礼仪修养，需要通过不断学习反复实践，方能逐步掌握，但不能千篇一律，应根据操作的具体要求和操作对象的不同灵活应用，要为每一个需要帮助的患者提供最优质的护理服务。

（一）体温、脉搏、呼吸、血压的测量

【病例】患者杨某，女，43岁，公务员，因泌尿系感染入院，护士为患者测量体温、脉搏，呼吸、血压。

1. 操作前解释

护士："杨女士，您好！我来为您测量一下体温、脉搏，呼吸和血压。这是入院的常规检查，也是为治疗您的疾病提供诊断依据。半小时内您喝过热水吗？"

患者："没有，喝热水对体温有影响吗？"

护士："是的，喝热水会使体温升高，好，我先给您测体温。"

患者："这我会，我自己来吧。"

2. 操作中的指导

护士："还是我来帮您吧，请您解开衣服，我要用纱布把腋下擦一下。"

患者："为什么要擦腋下呢？"

护士（微笑回答）："因为天热，腋下有汗水会影响测量的结果。"

患者："噢，明白了。"

护士："请您屈肘将体温表夹紧，测量 10 分钟后就可取出来看结果了。"

患者："原来测量体温还有讲究的，我在家里测量可没这么正规。哎呀，我没记时间。"

护士："您放心，我已看表计时了，请您不要动，我要给您数脉搏、呼吸。"

……"您的脉搏、呼吸都正常，脉搏每分钟 76 次，呼吸每分钟 19 次。"

患者："我没有看你数呼吸呀？"

护士："在我数脉搏时，我已数过了，但我没有告诉您是因为怕您不自然，这样计数会更准确。现在给您量血压，请您把这侧袖子脱一下，请安静。"

患者："听说测量血压得休息一会儿，是吗？"

护士："是的，您的血压正常，高压是 118mmHg，低压 70mmHg，"看表："时间到了请您把体温表给我。"护士看表……

患者："我体温正常吗？"

护士："您的体温是 37.4℃，有点低热。"

3. 操作后嘱咐

患者："要紧吗？"

护士："您别着急，天气热，再观察几次，您要多喝水，这样对您的病情有很大帮助。您先休息，我一会儿过来看您。"

患者："我知道了，谢谢你！"

护士："不客气，这是我应该做的，我还得谢谢您的积极配合呢，再见！"

(二) 口腔护理

【病例】患者王某，男，68 岁，退休教师，因肠梗阻急诊入院，入院后禁食，行胃肠减压。目前生活不能自理，每日口腔护理 2 次。

1. 操作前解释

护士："王老师您好！昨晚睡得怎样？肚子还胀气吗？"

患者："这几天都没有睡好，昨天插胃管后，肚子不那么胀了，晚上睡得还好。"

护士："那就好。您现在插着胃管，我今天要为您做口腔护理。"

患者："什么是口腔护理？"

护士："因为您现在身体比较虚弱，又插着胃管，起床漱口不方便，我来帮您漱漱口、洗洗牙。这样可以清除口腔里面的病菌，防止口臭，另外还可以预防口腔炎症的发生，您也会感到舒适清洁。"

患者："怎么做，是不是很麻烦？"

护士："不麻烦，就像您平时刷牙一样，但不是用牙刷，而是用止血钳夹生理盐水棉球擦洗，请您放心好了，我会很轻的。"

2. 操作中的指导

护士："王老师，请您把头稍向我这边侧一点，张开口，我看一下口腔，您有假牙是吗？我给您取下来清洗干净后放在冷开水杯中，这两天您不能吃东西，可以不用戴它，等您胃肠功能恢复后，开始吃东西后再戴上。请张开口，我给您擦洗口腔……很好，不舒服请告诉我，您配合得真好。"

患者："这假牙是我半年前配的，为什么要把它放在冷开水杯中？"

护士："因为把它放在热开水杯中，会使假牙变形、老化，您再戴上时会不舒服，甚至会损伤口腔黏膜而发生口腔溃疡或口腔炎。"

患者："噢，你不说我还不知道呢，原来这里面还有这么多学问，我记住了。"

3. 操作后嘱咐

护士："您现在感觉如何？"

患者："很舒服。"

护士："我下午再给您做一次好吗？"

患者："麻烦你了。"

护士："不麻烦，这是我应该做的，您休息，有事请按床头的呼叫器，我会随时为您服务的，再见！"

（三）灌肠术

【病例】患者张某，男，48岁，干部，因排便困难、便秘入院，遵医嘱给予大量不保留灌肠术。

1. 操作前解释

护士："张先生，您好！我是今天的当班护士王××，您就叫我小王好了，听说您经常便秘，这次有三天未解大便了，是吗？"

患者："小王，你好！是的，我已经有三天没解大便了，肚子还有些胀气，饮食也没有原来好了。"

护士："是这样的，我现在遵医嘱给您实施灌肠术。"

患者："为什么灌肠？"

护士："您这次不是有三天没解大便了吗，灌肠术的目的是刺激肠道蠕动，为您解除便秘，消除肚子胀气。让您感到舒适。"

患者："噢，明白了。插管疼吗？"

护士："不疼，就是插管时有一点儿胀，只要您配合我，一会儿就过去了，我的动作是很轻的，请您不要紧张。"

患者："我怎么配合你？"

护士："操作中我会告诉您的。"

2. 操作中的指导

护士：（关门窗，屏风遮挡）"请您左侧卧，尽量靠近床边，把裤子脱到膝部，膝关节弯曲。"

患者："真不好意思。"

护士："没什么，因为您是患者。"插管"就这样，您放松，很好……管子插好了，我开始灌液了，有什么不舒服请告诉我……。"

患者："我现在有点想上卫生间。"

护士："深呼吸，很好。您能忍耐吗？"

患者："还可以。"

3. 操作后嘱咐

护士："好啦，您现在平卧，尽可能保留 5 ～ 10 分钟后再上厕所，您配合得真好。"

患者："为什么还要等 5 ～ 10 分钟后再上厕所？"

护士："这样有利于大便软化，粪便容易排出来。"

患者："我知道了，真不好意思，谢谢你小王。"

护士："不用谢，您有什么需要可以随时找我，再见！"

（四）皮内注射法（ID）

【病例】患者赵某，女，38 岁，教师，因手部感染入院治疗，患者需要抗感染治疗，遵医嘱做青霉素过敏试验。

1. 操作前解释

护士："赵老师，您好！遵医嘱给您做青霉素过敏试验。您以前用过青霉素吗？"

患者："没用过。"

护士："您对其他药物有过敏现象吗？"

患者："没有。"

护士："您家里有人对青霉素过敏吗？"

患者："也没有。"

护士："好的，我现在为您做青霉素过敏试验。"

患者："不用做了吧，听说皮试非常疼。"

护士："是这样的，为了您的安全，青霉素在使用前一定要做药物过敏试验。否则一旦出现过敏反应，就会危急您的生命。我注射时会很轻柔的。不会很疼的。"

患者："噢，原来是这样。那就做吧。"

2. 操作中的指导

护士："请您把手臂伸过来，不要紧张，放松……好啦，疼吗？"

患者："不疼，你的技术真好。"

3. 操作后嘱咐

护士："是您配合得好，请您不要用手搔抓局部皮肤，20分钟后观察试验结果。请您不要离开病室，以免发生意外。"

患者："好的，我记住了，谢谢您！"

护士："不用谢，有事请按床头的呼叫器，我会随时过来看您的，再见！"

（五）静脉输液法

【病例】患者杨某，男，58岁，驾驶员，因急性上呼吸道感染入院，遵医嘱给予抗感染（输液）治疗。

1. 操作前解释

护士："杨师傅，您好！您是昨天入院的，昨晚睡得好吗？"

患者："这几天都没有睡好，昨晚睡得还好，咳嗽比昨天好些了。"

护士："那就好，今天继续输液治疗，您需要上卫生间吗？"

患者："不用了，刚去过。"

2. 操作中的指导

护士："好的，请您把手伸出来，您的血管很好，我会一针扎上的，不用担心。"

患者："没事的，请放心扎。"

护士："请您握紧拳头……好啦，疼吗？"

患者："扎针时有一点疼，现在不疼了，昨天也是一针就扎上了，你们的技术真好。"

3. 操作后嘱咐

护士："谢谢您的配合，我把它固定好，活动时要尽量小心。不要碰到针头，否则又得重扎。输液滴速已调节好了，每分钟35滴。"

患者："不能快些吗？为什么要每分钟35滴，这还有讲究？"

护士："是的，速度的调节要根据患者的病情、药物性质、年龄来进行调节的，听说您心脏不好，调慢些对您的心脏有好处。太快了会增加心脏的负担，对心脏不好的患者会有危险。"

患者："噢，明白了。非常谢谢你。"

护士："不用谢，您还有什么需要吗？"

患者："没有了。"

护士："那好，您休息，有事请按床头的呼叫器，我会来看您的，再见！"

（六）吸痰法

【病例】患者江某，女，74岁，退休工人，因急性肺炎入院，患者呼吸困难，痰鸣音明显，需要给予吸痰。

1. 操作前解释

护士："江大娘，您好，因为您肺部感染，喉头的痰液很多，您又不能自己咳出来，导致呼吸不畅。我现在帮您把喉头的痰液吸出来，您就舒服了。"

患者："听说吸痰很难受的？"

护士："有那么一点，但只要您配合好，很快就过去了，我的动作会很轻柔的，如果不把您的痰吸出来，肺部的感染会加重，呼吸也会越来越困难。另外，吸痰还可以刺激您咳嗽，促进排痰。"

患者："好的，你吸吧。"

2. 操作中的指导

护士：（调节吸引负压40.0～53.3kPa，查管通畅，关闭负压）"请您张口，"（将吸痰管轻放入口腔，即刻打开负压，快速旋转上提吸痰管）"很好……再来一次，很好……好啦，您真棒！现在感觉如何？"

3. 操作后嘱咐

患者："吸痰时确实有些难受，但不像别人说的那么害怕，我现在感觉呼吸顺畅多了，人也舒服多了。"

护士："谢谢您，这主要是您配合得非常好。您休息，有事我会随时过来看您的，再见！"

（七）氧气吸入法（鼻塞法给氧）

【病例】患者高某，男，65岁，退休工人，因支气管哮喘入院，患者呼吸困难，给予氧气吸入治疗。

1. 操作前解释

护士："高大爷，您好！我看您呼吸不畅，喘得厉害，我给您吸点氧气会感觉舒服些，好吗？"

患者："吸氧气插管太难受，胶布固定在鼻子上也不舒服，不用了。"

护士："您不用担心，现在吸氧很方便，用的是鼻塞法，不用胶布固定了，也就是后面有固定带，可调节松紧，只要套在头上就行了，很方便的。"（实物演示）

患者："好吧。"

2. 操作中的指导

护士："您躺好，为了您氧气吸入顺畅，我先用湿棉签清洁您的鼻腔……氧气流量调节好了，我帮您插上鼻塞，松紧合适吗？"

患者："有点松……"

护士："好的我再给您调整一下，您的头稍抬一下……现在可以了吗？"

患者："现在可以了。"

3. 操作后嘱咐

护士："谢谢您的配合，现在感觉如何，好些了吗？"

患者："现在感觉胸口不那么难受了，就是鼻子有东西不是那么舒服。"

护士："不要紧的，刚开始您还不适应，过会儿就好了，会舒服一些的。"

患者："谢谢你！"

护士："不用谢，现在给您吸氧了，为了您的安全请家属不要在此吸烟，也不要调动氧气开关，我会随时过来看您的，谢谢您的配合与理解，您安心休息，再见！"

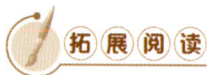

拓展阅读

沟通的人生感悟

如果没有良好的沟通，很多东西就会陷入恶性循环。

没有沟通就没有人际的互动关系，人与人之间的关系，就会处在僵硬、隔阂、冷漠的状态，会出现误解、扭曲的局面，给工作和生活带来极大的害处。

信息时代的到来，工作、生活节奏越来越快，人与人之间的思想需要加强交流；社会分工越来越细，信息层出不穷，现代行业之间迫切需要互通信息，这一切都离不开沟通。

沟通，是建立人际关系的桥梁，如果这个世界缺少了沟通，那将是一个不可想象的世界。对个人而言，良好的沟通能够使我们很坦诚地生活，很有人情味地分享，以人为本位，在人际互动中充分享受自由、和谐、平等。不难想象，在一个家庭、一个单位中，人与人之间，如果没有沟通，那是多么闭塞、无聊、枯燥、乏味。事情难以处理，工作难以展开。现代的世界是个沟通的世界，透过沟通能够拓展个人关系的网络，发展人际关系中的支持系统；使交谈富有好处而且简单愉快，使对方感受到你的尊重和理解，能够迅速激发他人对你的理解，让他人自愿地带给更多的协助，发展互惠互利的合作关系；另外还能够避免人与人之间无谓的争论，不伤害双方的感情，减少因误解所造成的压力，克服愤怒、恐惧、害羞等有害情绪，促进身体健康。

沟通如同黑暗中的一缕阳光，让一切有了生机和活力。多少感情、婚姻、友谊、同事之间、上下级之间的关系，因没有沟通或沟通不良，而濒临破裂，因良好的沟通而冰释前嫌，事实上，世界上没有沟通不了的事。

沟通的品质决定了做事的品质。对一个组织而言，良好的沟通能够使成员认清形势，使决策更加有理、有效，建立组织共同的愿景。主管能够透过沟通，引导属员更好地工作；属员能够透过沟通，更好地理解、执行领导的意图和决策；同事之间能够透过沟通，更加精诚团结密切合作。在一个组织里，所有的决策和共识，都是透过沟通来达成的。

沟通是管理工作的灵魂，是提高工作效率，实现共同目标，满足各种需要的重要工具。我们所做的每一件事情都是在沟通，比如，上情下达或下情上传等。不论沟通是否有效，沟通构成了我们日常工作中的主要部分。管理工作中70%的错误是由于不善于沟通造成的。成功的公司管理人士通常会将90%以上的工作时间用于下属之间的良性沟通之中。透过清晰的指导与决策节省时间与精力，减少重复劳动，提高工作效率。提升他人和自己对工作的满意度，用非强制性策略影响或激励他人。

美国通用电气公司就是靠着感情沟通式的管理，以惊人的速度发展起来的，这种沟通式管理给人以深刻的启迪。国内外事业有成的名企，无不视沟通为管理的真谛。企业实现高效率和充满生机，赖于下情能为上知，上意能迅速准确地下达，部门之间互通信息，互知甘苦。这就需要沟通，需要高速、有效的沟通。

良好的沟通让员工感觉到企业对自己的尊重和信任，因而产生极大的职责感、认同感和归属感。此外，良好沟通还能减少冲突、化解矛盾、澄清疑虑、消除误会，增强团队的内部凝聚。人的因素是企业成功的关键所在。企业管理说到底就是做人的工作，其中观念整合是先导，所有的管理问题归结到最后都是沟通问题。人是文化人，管理之道在于以情度理，个性强调企业内部的沟通。沟通的品质决定了企业的品质。以沟通管理企业，就是以成功锻造企业丰碑。孙武云：上下同欲，士可为之死，为之生。只有沟通才能创造如此和谐的境界，从而赢得人心，凝聚出一股股冲天士气，支撑起企业大厦。

沟通的品质决定了生活的品质。人与人之间的关系，是由事情联系起来的，人在世上必须要做事。要想做好事，务必要先做好人，因为事的主体就是人，成功做事，就先要成功地做人。"人对了世界就对了"，要想"人对了最重要的是要沟通。而且沟通的方式也很多，常见面的能够当面沟通，不常见的能够电话或是信息的形式来进行沟通，会上网的更能够透过网络来沟通，甚至连肢体语言也能够进行沟通，良好的是造物主赐予我们事物之一。

良好的沟通能够使及时了解的状况，能够更好地帮忙，也能透过沟通来了解自己的，从而达到与子女之间的和睦相处，是必不可少的一点，而且我认刻人们此刻所说的代沟，就是平时缺少良好的沟通，大家都是生活在这个社会的人，就算生活的环境不一样，但只要多沟通，还是能更好地相处。夫妻之间的良好沟通能让彼此了解对方关心对方，能够及时改正自己的错误，或是及时的帮忙对方，而不至于是因为自己的错误或是失误造成对方的离开，夫妻之间经常进行良好的沟通，更能避免此刻普遍的离婚状态。之间如果能经常沟通的话，能减少双方的误会，增进双方的，之间的良好沟通可能使反目成仇的现象也大大减少。

关于沟通，几万年前的世界上是没有语言存在的，那时的人们靠什么来发表自己的言论的呢？答案很简单，靠的是手语，人类的前一段进化史就是靠这种办法沟通的。在语言出现之后，人类在多方面都有了极大的发展，原先以部落方式定居的人类，在语言的推动下，发展成一个个城邦。而人类又在语言的推动下，构成不同民族、不同国家，而且延续至今。语言的出现，让人类摆脱了无感情的束缚，人类开始用语言来描述自己所见所闻的惊、喜、忧、伤、怒，来向对方倾诉自己的悲痛。之后，语言的表达方式越来越多，如书写、辩论等。

以前有人说过："语言是世界上最美的七彩花。"这句话说明了语言的丰富多彩。如果世界语言单一化会怎样？很简单，地球将死气沉沉。我们能够从世界不同国家的历史看出，一个国家征服另一个国家，开始的时候，都是强迫别的民族学习自己的语言。日本侵略整个东南亚地区的事实可以发现，日本人在各地区修建大量的日式学堂，不就是为了把整个东南亚转成日本的土地，把整个东南亚人民转成日本人。所以，语言的单一化会使世界没有生机。语言中产生了沟通，沟通能够让人情绪愉快，同时也能够让人情绪悲愤。

有人曾问："如果世界没有了沟通，会怎样？"问得好，人们都会成为神经病。这种结果能够从20世纪50年代的日本找到答案，当时日本可算是世界战后经济发展最快的国家之一，日本人每一天都奋战在自己的工作岗位上，所以，有人给日本人取了一个"工作狂"的雅号。虽然他们的工作精神可嘉，但是，日本人在工作之余却和别人没有更多的沟通时间，最终造成了日本人是世界上精神疾病最多的国家。从此可以看出沟通是多么的重要。语言改变人的内心。需要我们和旁人多沟通，多交流，这样世界才会在沟通中不断进步，在沟通中获得和谐。

——选自网络文章《沟通的人生感悟》

复习思考题

一、简答题

1. 护士应掌握哪些语言沟通技巧？

2. 如何做到语言文明规范？

二、选择题

1. 俗话说，"话不投机半句多"，是指交谈中没有把握好的是（　　　　）

A. 选题恰当　　　　　B. 耐心倾听　　　　　C. 话语委婉

D. 迎合心理　　　　　E. 适时共情

2. 关于提问技巧在护患交流中的运用，以下说法不正确的是（　　　　）

A. 开放式问题可以获得更多有关患者的资料

B. 封闭式问题可以获得更多有关患者的资料

C. 应根据患者的实际情况来决定使用何种方式提问

D. 对于病情严重的患者，应该提问封闭式问题

E. 提问方式可以穿插进行

3. 属于开放式提问的是（   ）

A. "您今天吃药了吗？" B. "您今天感觉怎么样？"

C. "您是第一次住院吗？" D. "服药后，您还觉得头痛吗？"

E. "昨天的检查结果是阴性，您知道了吗？"

4. 在护患交谈过程中，为了解释某项护理操作的目的及注意事项，护士可采用的最佳技巧为（   ）

A. 倾听 B. 核实 C. 阐释

D. 沉默 E. 患者重述

5. 患者，男，68岁，肝癌晚期，常抱怨家属照顾不周。今晨对护士小王说："你们医院治来治去，怎么也治不好，我不治了！"护士小王最合适的答复是（   ）

A. "您的心情我理解，我们也在努力，需要您的配合。"

B. "您这样大喊大叫就不对了，扰乱了病房的秩序，还影响了我们工作。"

C. "肝癌治愈是不可能的。"

D. "如果不治疗，您的病情会比现在还要严重！"

E. "您觉得治疗效果不理想，那就找找别的治疗途径呗。"

6. 护士与患者交流过程中，倾听技巧中不可取的是（   ）

A. 全神贯注 B. 集中精神 C. 双方保持一定距离

D. 双方在同一高度 E. 持续的目光接触

7. 下列哪项不是语言沟通的基本原则（   ）

A. 规范性原则 B. 专业性原则 C. 情感性原则

D. 尊重性原则 E. 目标性原则

8. 某护士在对一产妇说："张太太，祝贺您生了一个女儿！"张太太却不高兴了，可能的原因是（   ）

A. 态度生硬 B. 用词不当 C. 没有诚意

D. 距离太近 E. 环境嘈杂

9. 王护士劝慰重病的刘大娘，在与其交谈时使用了安慰用语，不妥的是（   ）

A. 声音温和 B. 表达真诚 C. 合情合理

D. 给患者宽慰和希望 E. 详细告诉患者病情真相

10. 王护士是某患者的责任护士，但第一次交流就失败，请分析造成其失败的原因可能是（   ）

A. 表情沉着、从容 B. 在患者吃饭时进行交谈

C. 热情介绍自己 D. 仪表大方、整洁

E. 选择一个安静环境进行交谈

（苗晓琦）

第五章　护士日常社交礼仪

扫一扫，看课件

本章概要

本章主要介绍护士在日常社会交往过程中的礼节与交往规范，包括见面礼仪、通讯礼仪、传播媒介礼仪和医院内交往礼仪。重点是掌握在日常工作环境中的交流表达和迎来送往的规范与技巧。难点是学会正确使用通讯媒介，领会与医护及患者之间的相处之道，在日常社会交往过程中展现良好的个人素养与塑造良好的职业形象。通过本章的学习，同学们要能够明晰日常社会交往的基本原则与相关禁忌，规范自身的言行举止，在日常生活的一言一行中，传递一名护理工作者的专业态度与礼仪素养。

日常社交礼仪是人们在社会交往过程中所应共同遵守的行为规范。人是社会关系的总和，社会属性是人的本质属性，每个人都在日常的生活与工作中不断与他人产生联系与互动，因此，日常社交礼仪是一门必修的学问。学习日常社交礼仪有助于帮助护士建立良好的人际关系，在理解尊重、平等交往的基础上有效推动工作的顺利开展。

第一节　见面礼仪

扫一扫，看微课

在日常的交往过程中，适当的称呼与得体的介绍是初次会面双方的破冰利器。恰当的称呼能够快速吸引对方的注意力，拉近彼此之间的心理距离。而得体的自我介绍则能够帮助加深彼此之间的熟悉度，获得对方的好感。因此，正确的见面礼仪有助于给对方留下良好的第一印象，从而打造良好人际交往的开端，顺利推动接下来的交流与互动。

导入情景

假如你是某医院某病房的责任护士，在该病房内共有四名患者，分别是：

患者一：张明，男，15岁，中学生。

患者二：王婷婷，女，24岁，作家。

患者三：李岳超，男，41岁，经理。

患者四：周文秀，女，75岁，退休教师。

这四位患者的主治医师是杨峰，男，35 岁。

想一想：你应该如何称呼这四位患者？如何对这四位患者进行自我介绍并把主治医师介绍给四位患者？

一、称谓礼仪

称谓是指人们在日常交往中对彼此的称呼，这是开启交流互动的第一步，也是非常重要的一步。掌握称谓礼仪，学会准确、恰当地使用称谓，既体现了对他人的尊重，也展示出了个人的文明素养，这将有效拉近对话者彼此之间的距离，营造融洽的沟通氛围。

（一）称谓礼仪的原则

1. 准确原则　使用正确的称谓是称谓礼仪的第一原则。根据每个人不同的身份特征选择准确的称呼语是日常交往过程中的重要环节。心理学研究表明，人们对于他人对自己的称呼十分在意和敏感，因此一个恰当准确的称谓是敞开交谈者心扉、开启一段和谐交流的第一把钥匙，反之则容易使对方产生抵触心理，导致交谈陷入僵局。

2. 得体原则　对于同一个人，根据不同的称谓标准会有多种称呼方式。如何根据与对方关系的亲密程度和场合需求，选择最为恰当的称呼语则体现了称谓礼仪中的得体原则。对于关系亲密者可以采取较为亲昵随意的称呼语，反之则需要使用较为正式的称谓。比如某某单位处长王洋，老朋友可以称其为"王处"，而初次见面的朋友则应称呼其为"王处长"或者"王先生"更为得体。对于具有多重关系的对象则需要分场合而定。比如小明的妈妈张梅也是小明的语文老师，在家中小明称呼张梅为"妈妈"，而在课堂上小明则需要称呼张梅为"张老师"。

3. 自谦原则　自谦而敬人是中华传统的礼仪原则，人们在日常的口语交流与书面表达中，常常通过敬语与谦词的使用来传达交往诚意，体现品德修养。对于长辈和他人应尽量多使用敬语，比如"您""贵公司""令尊""令爱""令郎"等。对于自己可使用自谦的词语表达以示对对方的尊敬，如"寒舍""舍妹""愚兄"等。

4. 礼貌原则　在称谓礼仪中，除了注意使用正确恰当的称呼语外，还应当注重相应的称呼顺序、语音语调、表情眼神，以及肢体仪态等。中国是礼仪之邦，自古就强调长尊有序。在人多的场合，应当先称呼辈分较高的人，依次打招呼。在称呼他人的时候，尽量使用柔和的语音语调，面带微笑，仪态得体，注意加强与对方的眼神交流。

（二）称谓礼仪的禁忌

1. 不带称谓　在日常交流过程中，不带称谓直接开始对话往往会形成鲜明的命令语气，会使对方觉得自身没有受到应有的尊重，这是非常不礼貌的行为。比如直接说"打针了""换药了""做检查了"等。这种表达带有一种居高临下的命令姿态，容易在对方心中形成一种不专业、没耐心、缺乏教养的负面形象，这与我们所倡导的护士的职业形象是背道而驰的。

2. 错误称谓　在称呼别人之前应当做好功课，保证称谓的准确，以免造成不必要的尴尬。中文姓氏里有许多偏僻字和多音字，比如窦（dòu）、卞（biàn）、昝（zǎn）、贲（bēn）、嵇（jī）、宓（mì）、朴（读 piáo 不读 pǔ）、解（读 xiè 不读 jiè）、查（读 zhā 不读 chá）、区（读 ōu 不读 qū）等。而在人多的场合也需要细心记住每个人对应的姓氏或身份特征，避免混淆叫错了称呼语。

3. 粗俗称谓　一方面，应当避免"喂""哎""那个女的""送外卖的""3 床"等不礼貌的粗俗代称，这样的代称会给被称呼者极大的不适感，同时称呼者缺乏素质教养的形象也展露无遗。另一方面，使用许多网络称谓比如"亲""哥们儿""老铁""集美"等，虽然可以显得亲切"接地气"，但用于正式场合则会显得不够专业和庄重，而用于初次见面的陌生人之间也会略显唐突。

4. 滥用称谓　同一个称谓在不同的地方和不同的场合都有不同的含义，因此要注重称呼语的恰当使用，避免称谓滥用。首先，许多称呼语都带有地域性，各地区之间互不通行。比如北方喜欢称呼的"伙计"在南方却并非礼貌的称呼。其次，好朋友之间互取的绰号并不适用于正式的见面场合，也不适宜用于不太熟悉的人之间的交流场景。最后，一些带有歧义的称谓也应当分场合审慎使用，如"同志""小姐"等。

（三）称谓的分类

基于称谓礼仪的基本原则，按照不同的称谓方式，称呼语也可分为通用称谓、姓名称谓、职业称谓、职务称谓、职称称谓，亲属称谓六种类别。

1. 通用称谓　一般情况下，国际上通用的规范是对男性统一使用尊称"先生"，而对已婚女性则尊称为"太太"，未婚女性尊称为"小姐"，对于不明婚姻状况的女性则统尊称为"女士"。

2. 姓名称谓　姓名称谓又可分为全名称谓、去姓称谓、姓氏称谓。

（1）全名称谓　这种称谓方式一般用于点名、宣誓等严肃庄重的场合，而在日常社会交往过程中应当尽量避免使用直呼其名的方式。

（2）去姓称谓　对于熟悉的平辈或晚辈，我们往往会使用这种称谓方式，比如会称呼"张欣怡"为"欣怡"，称呼"王乔波"为"乔波"。

（3）姓氏称谓　对长者和前辈一般使用姓氏加上"老"以示尊敬，比如"陈老"；对于熟悉的平辈或晚辈则通常使用"老"或"小"加上姓氏，比如"老陈""小陈"。

3. 职业称谓　在获悉对方职业的情况下还可以使用姓氏加职业的称呼方式，比如"张医生""王律师""赵老师""吴护士""李导演"等。

4. 职务称谓　职务是指在组织中个人所担任的具体的行政职位，比如经理、主任、局长、处长、校长等。采用姓氏加职务的称谓方式也是一种常用的礼貌称谓。

5. 职称称谓　职称是指专业技术人员的等级称号。如教授、医师、工程师等。因此也可以采用姓氏加职称的方式称呼对方，以示对对方所取得的专业技术成就的肯定和尊敬。

6. 亲属称谓　为了拉近与对话者的距离，使双方更显亲密，使交流氛围融洽，可以依据对方的年龄特征，使用姓氏加亲属身份的称谓方式。比如"王奶奶""李伯伯""陈叔叔""方阿姨"等。

综上所述，通常的称谓方式如表5-1所示：

表5-1　通常的称谓方式

称谓种类	称谓方式	使用对象	举例
通用称谓	姓氏＋先生	成年男性	陈先生
	姓氏＋太太	已婚女性	李太太
	姓氏＋小姐	未婚女性	王小姐
	姓氏＋女士	成年女性	周女士
姓名称谓	去姓氏	熟悉的平辈或晚辈	欣怡
	姓氏＋老	长者前辈	吴老
	老（小）＋姓氏	熟悉的平辈或晚辈	老张、小张
职业职务职称称谓	姓氏＋职业	已获悉对方职业	赵律师
	姓氏＋职务	已获悉对方职务	邹主任
	姓氏＋职称	已获悉对方职称	万教授
亲属称谓	姓氏＋亲属身份	与对方存在一定年龄差	郭伯伯

二、介绍礼仪

在初次见面的场合下介绍环节必不可少，通过大方得体、简明扼要的介绍说明，能够增进交往对象彼此之间的互相了解，有效推进下一步互动环节。在介绍与被介绍的过程中不断扩大自身交际圈，广泛结识不同的朋友，展示传递自身的良好形象。一般而言，按照被介绍的主体划分，介绍的形式分为自我介绍与为他人介绍两种。此外，除了传统的口头介绍，传递名片也是当前较为正式的一种介绍方式。

（一）介绍礼仪的基本原则

1. 实事求是　不管是做自我介绍还是为他人介绍，首先都需要保证介绍内容的真实准确。一方面不需要过分谦虚贬低自己，另一方面也不可夸大其词，无中生有，应当始终坚持实事求是的核心原则，以此来展示交往的诚意。

2. 简明扼要　作为一段沟通交流的开端，介绍环节只是作为核心谈话内容引入，不宜复杂冗长，占据过多时间。在日常的非正式交流中，应当将介绍时长控制在1分钟以内，而在诸如面试、见面会等正式场合，可根据相关要求将介绍时长控制在3分钟以内。

3. 大方得体 展开介绍时应保证仪态落落大方，眼神坚定自信，语言清晰有力，在有效传达被介绍人信息的同时，通过面部表情、语气语调及肢体语言来体现自身优雅的礼仪素养，以达到宣传、展示自己的目的。

4. 适时互动 介绍的目的就是想要把相关人员信息有效地传达给倾听者，让对方了解、认识被介绍人，因此自顾自地投入介绍并不能很好地达到这一效果。在介绍过程中应当注意与对方的互动交流，注重对方的表情肢体反馈，在对方感兴趣的地方可以适度展开介绍，反之则可简略带过。

（二）自我介绍礼仪规范

自我介绍是一个将自己的基本信息传达给交流对象的互动环节。针对不同的交流对象，在不同的场合下，自我介绍的内容需要相应地进行调整，由此形成了不同的自我介绍方式。一般而言，自我介绍可分为以下五种形式。

1. 往来交友式 适用于各种社交情境，如社交酒会、兴趣沙龙、联谊活动等。在这些情境下想要让交流对象认识自己、了解自己、对自己产生兴趣，从而与其产生进一步的互动联系，往往会采用往来交友式的自我介绍。这种形式一般包含姓名、籍贯、学校、单位、兴趣爱好等。通常可根据对方的具体情况，着重强调与对方的共同点，产生情绪共鸣。

"你好，我叫李某某，目前在某某单位工作，来自湖南，听说你也是湖南人，我们是老乡啊！"

"您好，我是周某某，毕业于某某大学，上学期间就加入了民乐团，十分喜爱民乐，您刚刚演奏得太精彩了！"

2. 简短应酬式 适用于一般性公共场合，如通电话、旅途中、宴席上等。一般用于对泛泛之交的信息确认。这种介绍方式的内容最为简洁，只需要说明个人姓名即可。

"您好，我是万某某。"

3. 正式公务式 适用于正式的工作场合，用于加强与同事同行、商务合作对象以及目标客户之间的工作业务接洽。这种形式的介绍内容一般应当包含个人姓名、工作单位、部门、职务、岗位具体职责等。

"您好，我叫朱某某，是某某公司市场部经理，目前负责新开区市场的开发工作。"

"张伯伯您好，我是消化科三号病室的责任护士汪小兰，您叫我小汪就行。"

4. 礼仪开场式 适用于各种隆重的仪式现场，如颁奖典礼、迎新会、报告会等。这种自我介绍的方式一般需要包含个人姓名、单位、职务等基本信息，此外还需要加上一些礼貌的开场语。

"各位老师、同学们，大家好，我是护理系副主任陈洪，今天我们很荣幸地邀请到了某某大学医学博士，某某医院王芳主任护师来我院做讲座，大家热烈欢迎。"

5. 互动问答式　一般适用于应聘面试等正规场合。在这样的场合，自我介绍的目的主要是为了向面试官展示自身各方面的优势和能力，体现自身的综合素质及人岗适配度。因此这种形式的介绍方式讲究问什么答什么，有问必答。一般包含个人姓名、毕业学校、所学专业、学历层次、校内外实践实习经历、所获荣誉等内容。

面试官问："请问如何称呼？"

面试者答："面试官您好，我叫刘某某。"

面试官问："请简要介绍一下自己"

面试者答："面试官您好，我叫刘某某，毕业于某某大学护理系，获得医学学士学位。在校期间成绩优异，排名年级前十。曾担任学院学生会副主席，筹办了多场校园文娱活动与体育赛事，多次获得学业奖学金与优秀学生干部荣誉称号。大四期间在某某医院开展了为期6个月的实习，这是一次将课堂理论学习用于临床实践的宝贵经历，使我学习到了更多的专业知识，增强了实操能力。"

（三）为他人介绍礼仪规范

为他人介绍是一种作为第三方为需要互动沟通双方做引见的方式。要做好为他人介绍的礼仪规范，顺利为沟通双方搭起沟通的桥梁。为他人介绍需要基于介绍礼仪的基本原则，根据不同的情境调整介绍内容，注重介绍的顺序与细节要求。

1. 介绍的内容

（1）简短介绍　在氛围较为轻松的社交情境下，作为引见人只需要简单介绍双方姓名即可。如"我来介绍一下，这位是小张，这位是小刘"。

（2）正式介绍　在较为正规的公务场合中，引见人需要为互动双方介绍对方的姓名、工作单位、职务等。如"由我来为二位介绍一下，这位是某某大学的王教授，这位是某某出版社吴主编"。

（3）推荐介绍　如果是需要将一方推荐给另一方，则还需要对被推荐方的有关信息作出详细介绍。如"王主任您好，这是我们学院护理系的陆潇同学，在校期间表现优异，学习成绩与动手能力十分突出，做事严谨认真，为了此次的实习机会做了充分的准备。小陆，这位是某某医院的护理部主任，以后要多向王主任虚心求教"。

2. 介绍的顺序　作为第三方引见人，在为他人做介绍时应当遵循"尊者有优先知晓权"的原则依次展开介绍。即应当：先将职位低者介绍给职位高者；先将晚辈介绍给长者；先将男士介绍给女生；先将迟到者介绍给早到者；先将个人介绍给集体；先介绍自己，再介绍他人等。如"张处长您好，这是王秘书""李阿姨，这是小陈""赵女士，这是吴先生"。

3. 介绍的要求　在为他人做介绍引见时还应当注意一些细节要求。

（1）准备工作　在介绍之前一定要提前了解被介绍人的有关信息与交流意愿，在征得被介绍人的一致同意后，再准确无误地做好引见工作。否则贸然引见很可能会造成被介绍人的尴尬和抵触，效果适得其反。

（2）介绍姿势　一般而言，被介绍人会面对面站立，作为引见人应当站在被介绍人的旁边，大致与被介绍人的空间位置呈三角形，同时面朝被介绍双方，确保在介绍时能够实时与被介绍人有眼神的互动。而且，在介绍的过程中还应当搭配手势的指示礼仪，即四指并拢，拇指微张，掌心朝上，指尖指向被介绍人，切不可用食指、笔杆或其他物品指指点点。

（3）礼仪细节　在为他人做介绍时要注意多加入敬辞与礼貌用语，多用尊称"您"，量词"位"，礼貌用语"请允许我……"等，如"请允许我为两位做介绍"。被介绍双方也需要注意握手的顺序，秉持"尊者优先"的原则，若尊者未先伸手，对方则不宜主动握手。

（四）名片介绍礼仪规范

1.名片内容设计　名片是一种包含个人基本信息，帮助他人直观了解自己，便于保持联系来往的社交卡片，通常包含姓名、单位、职务、联系方式、地址等内容（图5-1）。

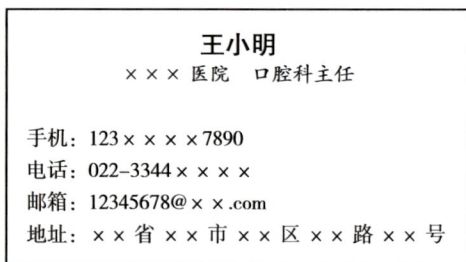

王小明
×××医院　口腔科主任

手机：123××××7890
电话：022-3344××××
邮箱：12345678@××.com
地址：××省××市××区××路××号

图5-1　名片样式

恰当合理地使用名片一方面体现了对对方的尊重，展示了自身良好的专业素质，另一方面也有利于双方后期的联络互动，达成社交目的。

2.出示名片礼仪　向别人递交名片时应保持礼貌谦恭的姿态。即将名片正面朝上，双手递送，微微鞠躬，面带微笑，目光直视对方，并附上"请多关照！""多多指教！"等寒暄语。名片递送顺序秉持"优先向尊者递送名片"的原则。

3.接收名片礼仪　接收他人递送过来的名片时应起身站立，双手接下，并附上"久仰大名！""很高兴认识您！"等寒暄语。随后可将收取的名片按照单位和姓名拼音首字母排序加以分类收藏，便于日后查找联系。

第二节　通讯礼仪

随着社会科技的发展，电话、计算机、网络等各类信息传输媒介一一走进我们的视野，给我们的生产生活带来了极大的便利。而且，如今各类传播媒介早已在人们的日常生活与工作当中扮演着不可或缺的角色。因此，如何正确使用这些传播媒介也是一门十分必要的礼仪课程。

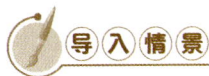

导入情景

甲医院消化科护士小李在午休时间接到乙医院消化科护士小张的电话，对话如下：

小李："喂，哪位？"

小张："您好，我是乙医院消化科护士小张，请问是甲医院消化科吗？"

小李："是的，有事快说！"

小张："我科原计划定于明天上午拜访贵院开展两院医师交流会，但由于临时安排变动，希望能征得贵院同意改期举行。"

小李："好的，知道了，我向主任反馈一下，等通知吧。"（挂断电话）

想一想：小李与小张的通话有哪些不妥当之处？在小李向主任反馈之后，两院医师交流会改在了明天下午，现需要小李给本科室的医生们发送工作邮件通知这一事项，小李该如何编辑通知邮件？

一、电话礼仪

电话是当前人们生活与工作中必不可少的交流媒介，在接听和拨打电话的同时，可以从细节之处体现个人的文明素养和礼仪品质。

（一）接听电话礼仪规范

1. 及时接听　通常在电话铃响三声左右接听电话为佳，不宜太急也不宜太晚。电话铃一响就立马接听会略显唐突，而过晚接听也会给他人造成低效率的不好印象。如果确有特殊原因导致电话接听不及时，则在接听电话后可以稍做解释表示歉意，附上"抱歉，刚刚结束会议，让您久等了！"等致歉用语。

扫一扫，看微课

2. 自报家门　接通电话进行简短的问候寒暄后第一时间进行身份确认，如果是单位办公室公用电话则需要说明单位和部门信息，如果是私人电话则等对方发问咨询后进行身份确认即可。如"您好，这是某某集团人事部，请问您找哪位？""是的，我是王萧，请问您有什么事？"

3. 记录要点　不管是本人接听电话还是代人接听电话都需要耐心倾听对方拨打电话的意图，必要时可借助纸笔进行要点记录，以便于记忆或转述给对方要通知的人。

4. 确认重点　在记录了对方的来电意图后，可对重点信息予以再核实确认，以免由于个人疏忽造成工作上的失误。与此同时，针对一些有待进一步商讨的信息积极给对方以反馈。如"您好，向您确认一下，会议是定于今天下午3点4号办公室对吗？这边我需要再确认一下张总下午的行程，再回复您他是否可以出席"。

5. 礼貌道别 在通话的最后，一般秉持尊者先结束通话的原则。如果双方年龄、职位等相仿，则需要等拨打电话者先挂断电话后，接听者再结束通话。并在结束通话前附上"好的，我稍后会将信息传达，再见！""好的，感谢来电通知，再见！"等礼貌用语。

（二）拨打电话礼仪规范

1. 提前打好腹稿 在拨打电话之前组织好语言，尽量用精练简洁的语言将需要传达的信息表述清楚。切忌在通话中长篇大论，表述不清，让对方不知所云，找不到重点信息，丧失接听耐心。必要时可提前在笔记本上做好要点梳理，一方面可以帮助理清思路、流畅表达，另一方面也可以起到提示作用，防止遗漏。

2. 选择合理时间 如果是工作上的事务则尽量选在工作时间拨打电话，即工作日的上午 8 点～12 点，下午 2 点～6 点，尽量不要占用他人工作之外的休息时间。如果是私人事务则需要尽量避开工作时间，一般选在下午 6 点～10 点为佳。如果是突发紧急事务而无法兼顾时间的合理性，则需要在电话拨通后立即说明情况，并表达歉意，如"抱歉打扰了"，"不好意思占用了您的休息时间"等。

3. 相互确认身份 电话拨通后的第一件事就是礼貌问候并自报家门，接下来再确认对方身份。如果对方是本人接听则可以直接说明来电目的。如果对方是他人代接则需要询问对方目标对象是否方便接听电话，或者代接听者是否可以代为传达通话内容。如"您好，我是某某集团销售部周丽，我想找贵公司设计部李文文设计师""您好，我是某某大学教师孙敏，请问是吴主编吗？"

4. 说明来电目的 在征得对方通话同意后简明扼要说明来电意图，可适当对重点信息加以强调。

5. 倾听对方反馈 向对方传达来电目的之后认真聆听对方的意见反馈，不要擅自打断对方讲话。

6. 礼貌道谢道别 结束通话时向对方表示感谢，礼貌道别。

（三）电话礼仪注意事项

1. 语气亲和 整个通话过程中双方都需要保持语调适中，语气温和，嘴巴与话筒保持 4 厘米左右的距离，耳朵紧贴听筒，便于清晰有效地交换讯息，为彼此提供舒适的交流体验，突显个人的礼仪素养。比如在接通电话时，"喂"的语调可以微微上扬，这样可以在第一时间传达一种愉悦的心情，营造融洽的通话氛围。

2. 言辞礼貌 注意通话中的文明用语，多使用一些礼貌的寒暄语与敬辞。比如"抱歉，打扰您了！""可否劳烦您代为传达？""请问您现在是否方便通话？""期待您的回电！""感谢您的来电！"等。

3. 精神集中 通话时要放下手中的事情，认真倾听。因为由于自己一心二用未获得有效信息，再拜托对方复述一遍是非常不礼貌的行为。如果是移动电话则需要避开嘈杂的环境，就近选择一个安静的场所，为通话提供良好的基础。

4. 遵守公德　在公共场合使用手机电话也需要注意遵守社会规范，不可大声通话影响其他人。在医院、电影院、课堂等特殊场合需要将手机调整至振动或静音状态。

二、传播媒介礼仪

除了电话、手机等常用的通信工具以外人们还常常会用到电子邮件、微信、QQ、主题网站、话题论坛等网络传播媒介。而且，随着信息化时代的不断推进，这些网络传播媒介占据着越来越重要的位置，因此学好相关传播媒介礼仪规范尤为重要。

（一）电子邮件礼仪规范

1. 主题明确　邮件主题就是根据邮件大致内容拟定的邮件名称。每封电子邮件都需要一个简洁鲜明的主题，使得收件人看到邮件名称就能一目了然。因此，切忌发送无主题邮件，这不仅是一种非常失礼的行为，也容易被收件人忽略而错过邮件信息。

2. 内容精简　邮件不同于书信，切不可长篇累牍，内容需要高度概括，篇幅应当精简短小，使收件人能够在短时间内获取完整内容，知晓发件人想要传达的核心讯息。

3. 语言流畅　撰写邮件正文内容时需要注意语言的流畅度，保证语句通顺，用词妥当，层次清晰，必要时可使用序号分要点表述。避免出现语病、语义不通、逻辑混乱等错误。一封语言流畅、逻辑清晰的邮件可以折射出发件人良好的文化素养，也是一份发给收件人、展现寄件人个人形象的电子名片。

4. 格式完整　电子邮件也需要注意格式的规范性。首先要注明邮件主题，填写好收件人与抄送人的邮件地址。正文部分内容可参照书信格式，一定要有称呼、问候语、正文、署名、日期等基本要件，不可有头无尾，或无头无尾。

5. 礼貌用语　正文中多使用礼貌用词与寒暄语，这样可以有效避免邮件内容语气生硬，减少正文简短言辞中的命令语气，以免造成收件人在阅读邮件时的不适感。

6. 添加附件

（1）提示　如果邮件需要添加附件则需要在正文中加以提醒，以免收件人遗漏，并且在正文中对附件内容做简要提示，特别是在有多个附件的情况下。

（2）命名　对所要添加的附件进行命名，附件名称应当高度概括附件内容，在附件数量为两个及以上的情况下，对附件进行编号，即"附件1、附件2、附件3"。

（3）数量　附件数量不宜过多，4个以内为佳，若超过4个则可以统一打包压缩，以添加压缩包附件的方式发送。

（4）大小　单个附件不宜超过2MB，如果附件过大可以拆分成几个小附件发送。

7. 细心核对　邮件发送前仔细核对邮件主题是否填写，收件人与抄送人是否有遗漏，邮件地址是否书写正确，正文部分是否有错别字，添加附件是否正确等。

（二）QQ、微信礼仪规范

QQ 与微信凭借其庞大的用户群体及其功能的便利性已成为人们当前重要的社交媒介，无论是工作交流还是个人社交，这两款软件都扮演着越来越重要的角色。公司单位纷纷在 QQ 与微信上建立了工作群用于公务传达，个人也建立了家人群、好友群等用于情感联络，借助文字、语音及视频的方式相互交流。既然这种交流方式已经渗透到了我们的日常生活，那么 QQ、微信礼仪规范自然也成了人们日常社交礼仪的重要内容。

1. 文字交流

（1）文明用语 使用文明语言是网络聊天的基本礼仪，在交流过程中多使用"您好！""谢谢啦！""麻烦您了！""晚上好！""很高兴认识你！""跟你聊天很愉快！""能否请教您一下？""叨扰了！"等礼貌用语。忌用不文明的冒犯性词汇，更不可对他人进行人身攻击，随意谩骂侮辱他人人格。这样不仅会在对方心中形成负面形象，对于自身而言也会是一次不愉快的互动体验。

（2）注意聊天时间 一般选择在上午 8 点至晚上 10 点，尽量避免在对方的休息时间叨扰别人。如果消息发送后对方短时间内没有及时回复，不要接连发送消息"连环轰炸"，应当耐心等待对方，但如果是紧急事务则可以致电对方加以说明。

（3）适度使用语气词 文字聊天不比语音通话，单纯冰冷的文字往往带有命令语气。适当地加上语气助词能够更显亲切，也能更加准确地传达表述者的心情。比如"请及时完成！"语气会略显生硬，而"请及时完成哦！"语气则柔和许多。"很高兴认识你，嘻嘻！"也会比"很高兴认识你！"更能传递出表述者喜悦的心情，使得对话氛围更加轻松活泼。当然，语气助词的使用也需要根据个人形象、对话场景适度使用，切不可滥用使得效果适得其反。

（4）合理使用表情包 如今各种图片类表情包已经广泛地运用于年轻人的日常线上聊天互动。借助表情包使得文字交流的互动性更强，对话氛围更加亲和融洽。但对于正式严肃的工作交流，以及当交流对象是年长者时则需要审慎使用表情包。

（5）避免文字输入错误 在文字聊天的过程中常常会出现一些文字输入错误的情况，这往往会造成话语的歧义，出现一些尴尬的场景，使对方觉得消息发送人做事不够细心，对本次交流不够重视。因此，在文字输入完成后，发送之前应当快速检查一遍是否存在错误，如果实在打错字了可以及时撤回重新编辑，无法撤回的情况下应当发送"不好意思，刚刚打错字了。"等礼貌话语向对方表示歉意。

2. 语音交流

QQ、微信的语音交流类似于传统的打电话交流，因此其礼仪规范也可以参照电话礼仪。在通话前可以事先询问对方是否方便接听，选择安静的适宜场所，注意通话过程中的礼貌用语，使用亲切的语音语调，保持适中的语速，咬字清晰，细心倾听对方表述，并及时给予反馈。

3.视频交流

（1）通话意愿　请求视频通话前通过文字交流事先征求对方的意愿，得到对方同意后再进行视频通话，切不可贸然拨打视频电话造成对方的不便。如果是接到了来自他人的视频通话请求，在方便的情况下可以及时接通。但如果存在特殊原因不便通话，可在拒绝通话之后及时文字回复对方说明情况。如"不好意思，现在不方便视频通话，稍后再回复您"。

（2）着装得体　不管是个人之间的视频通话还是集体的工作视频会议都需要保证服装得体，将视频通话当作正式见面来对待。

（3）仪态端庄　通话过程中注意举止文明端庄，不可出现粗鄙、下流的动作行为，这既是自重，也是对对方的尊重。

（三）网页论坛礼仪规范

1.遵守网络规范　遵守网络文明公约，合理利用网络资源，不传播、不浏览不良信息，不制造不散布谣言，不破坏网络秩序，做文明的网络公民。

2.尊重他人人格　在网站论坛发表言论时注意言辞礼貌，可以文明交换观点、展开思维辩论，不可上升至人身攻击，随意谩骂、侮辱他人。

3.保护隐私信息　不要在网络互动中随意透露个人隐私信息，如姓名、身份证信息、家庭住址、工作单位、收入状况等。与此同时，也不要在网上关切他人的隐私问题，更不可随意在互联网上公布他人的相关信息，努力维护网络信息安全。

第三节　迎送礼仪

迎来送往是人们日常社会交往过程中的重要内容，也是护理工作中的必要实践活动之一。护理工作者在日常工作中会接触到各种各样的人，代表单位参加一些社会活动，或完成迎送访客的相关任务。因此，掌握好迎送礼仪有利于提高护理工作者的职业素质，打造有利于其开展工作的良好氛围。

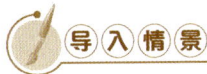

导入情景

下周末乙医院将有一批医疗团队到访甲医院进行学习交流，甲医院护士长小韩作为本次活动负责人应该如何做好迎送工作？

一、接待礼仪

接待礼仪是指主人迎接款待来宾的系列行为礼节。每个单位都会承办一些不同规模的社会活动，如何对待前来参加活动或登门拜访的来宾也是一门必修的学问，这些礼仪直观地体现了接待者和单位的整体形象。

（一）接待礼仪的基本原则

1. 一视同仁 在同一场活动中接待不同的来宾应当做到整体上一视同仁，不可厚此薄彼。但对于一些具有特殊的身份、文化背景、风俗习惯的来宾也应当予以额外关注。

2. 彼此对等 双方相互接待的规格相等，即对方拜访自己单位时的接待规格应当与自己拜访对方单位时，对方所使用的接待规格保持一致。

3. 约定俗成 接待过程中的许多礼节都应当是遵循惯例原则，遇到新的情况时也可以参考以往的规范做法。比如在接待一个新的贵宾时可以参考其他单位的接待方式，或者借鉴以往对于同等职位级别来宾的接待规格。

4. 主随客便 即一切以客人为中心，站在客人的角度行为处事，切实为客人着想，使得客人能够充分感受到主人真诚的待客热情，拥有一次愉快满意的拜访体验。

（二）接待礼仪规范

1. 制订方案 对于具有一定规模的活动，都需要提前制订相应的来宾接待方案，这样才能保证开展活动时有条不紊地做好接待工作。

（1）接待规格 根据接待人员与来宾职位级别的差异制定相应的接待标准。①对等接待：即接待人员与来宾职位级别基本一致。②高规格接待：即接待人员的职位级别高于来宾，以此体现对来宾的重视。③低规格接待：即接待人员的职位级别低于来宾，这就要求接待人员一定要注意热情礼貌。

（2）接待人员 对于承担接待工作的相关人员一定要提前分工协调。根据来宾的人数规模，职位级别确定相应的接待人员，包括接站接车、礼仪引导、茶水接待、浏览陪同等各项接待事务的工作人员。接待人员的一言一行直接影响本次活动的接待效果。因此，接待人员一定要服装整洁，言行得体，热情有礼，必要时可进行礼仪培训来规范相关人员的接待礼节。

（3）接待日程 合理安排接待的时间、地点及活动事项。包括迎接、会面、会谈、参观、宴请等各项事宜的具体流程安排。可提前制成相应文档或流程卡片供来宾参考。整个日程安排需要考虑周全，各个活动衔接有序，松弛有度，内容丰富、形式多样，让参与来宾不虚此行。

（4）食宿安排 根据来宾信息提前做好住所与餐饮安排。预订酒店时要充分考虑来宾级别、人数、性别、活动经费及酒店接待能力。就餐安排一般采取就近原则，但也要考虑到来宾地域口味、宗教习俗、食物卫生问题等。

（5）交通安排 根据活动规模与经费预算，本着勤俭节约的原则安排好来宾往来及活动期间交通工具。确保来宾往来安全与活动期间的便利出行。如果来宾自驾拜访则需要为来宾提供便利的停车服务。

（6）预算经费 按照接待规模制订详细的预算费用，严格按照有关部门规定支配经费开支，注意保留发票等支出证明。对于需要由来宾自费或者主客双方承担费用的相关接待项目，需要提前告知对方，做到协商一致。切不可擅自做主或临时变卦额外收费。

（7）应急预案　全面考虑到接待过程中可能存在的各种突发意外情况，提前做好备用方案。比如接待工作组应当配备机动人员，以免个别接待人员因突发情况无法顺利完成接待任务。

2. 礼貌迎宾

（1）接站　在需要接站的情况下，提前收集好客人乘坐的车次航班信息，派专人专车在客人抵达前到达相应站点等候。接站时应当站在出站口的醒目位置，手举接站牌或悬挂欢迎标语。客人出站时及时上前热情打招呼并自我介绍，主动帮忙搬运行李。

（2）报到　对于较为正式的规模活动，在来宾抵达活动现场后第一时间带领其办理报到手续，安排相关工作人员核验来宾的邀请函、通知书或个人证件等以确认宾客身份，同时做好宾客信息登记。详细告知来宾食宿安排与活动流程，分发活动资料。

（3）会面　主客会面时，主人应当立即上前热情相迎，主动与来宾握手并附上礼貌寒暄语。如"欢迎欢迎！""一路辛苦了！""感谢拨冗出席！"等。对于初次接待的宾客，可以顺势递上名片，便于日后的往来联络。

3. 规范引领

（1）并排引领　宾主单行时，接待者走在前侧，宾客跟随其后；两人并行时，内侧为尊；三人或多人并行时，中间为尊。

（2）电梯引领　乘坐升降式电梯时，接待者要先行至电梯口按好电梯楼层。电梯门打开后，先进入电梯伸手挡住电梯门框，再邀请宾客进入电梯以保证宾客的安全。电梯抵达后让宾客先出电梯，接待者跟随其后。乘坐手扶式电梯时，尽量靠右侧站立。上电梯时，接待人员居后，下电梯时，接待人员在前。

（3）楼梯引领　引领来宾上下楼梯时，接待者应当走在宾客的前面，楼梯的中间，宾客走在楼梯的内侧。接待者要随时提醒客人小心阶梯，注意安全。

（4）走廊引领　接待者走在来宾左前方两三步处进行引导，配合客人步调，加上规范的指引手势，与客人交谈时面部及上身微微后转面向对方。在昏暗处、拐角处及时提醒宾客注意安全。

（5）门房引领　接待者先行一步，打开房门，站在门旁或门后等待宾客通过。

4. 依次入座

（1）远门为尊　无论是宴席的圆桌、会谈的长桌，在座次安排上，都应当将客方安排在远离门口的位置，使其面朝正门落座，而主方则背靠正门就座。

（2）以右为尊　这是传统的惯例原则。如果会场的长桌是竖着摆放，即会议桌的两侧与正门的距离一致，则以进门时的面向为准，将客方安排在会议桌的右侧落座，主方则就座于左侧。

（3）居中为尊　在宾客一方，居中的位置应当留给身份地位最高的客人，主人一方居中的位置则是留给主方的最高负责人，其他座位按照以右为尊的原则，依次从中间往左右两边排开。如果是主宾混坐的情况，则需要把正中间的位置留给客人。

（4）前排为尊　在大型的会场中，应当按照前排为尊的原则依次安排来宾就座。

5. 热情款待

（1）准备茶点　及时为客人奉上茶点是基本的待客之道。首先茶杯要保持干净清洁，茶水不宜过满，在奉茶过程中手指环握茶杯，不可将手指伸入茶杯内，用右手为客人递送。在客人较多的场合下，注意奉茶顺序，秉持尊者优先的原则。随时留意茶点的添补。

（2）热情攀谈　迎接客人就座后积极与客人交谈，不要只顾忙自己的事情冷落客人，如临时有事需要暂时离开应当及时告知客人，如"不好意思，我暂时离开一下，马上回来"。

（3）关注需求　主动关心客人，积极询问客人需求，如"冷不冷？需要我把暖气调高一点吗？""想要喝茶还是饮料？""香蕉苹果吃不吃？"等。

二、送别礼仪

送别工作是整个迎来送往互动环节中的最后一步，做好相应的送别礼仪规范，是对此前礼貌接待工作的延续，加深在宾客心中的美好印象。

（一）送别礼仪的基本原则

1. 有始有终　客人来时，以礼相迎，客人离开时，也应当以礼相送，要使整个接待过程有始有终。在活动结束时人们往往容易松懈，没有把送别礼仪做到位，因此使得此前通过礼貌接待在宾客心中建立的美好印象大打折扣。

2. 前后对等　送别的礼仪规格应当与此前接待的礼仪规格保持一致，切不可虎头蛇尾，前后不一。

3. 热情有礼　在送别过程中也要注意有礼有节，不可反复看钟表时间，给人逐客之感。在送别时多使用一些礼貌寒暄语，如"招待不周，请见谅！""下次再来，随时欢迎！""慢走，一路顺风！"等。道别后应当在原地目送客人，不可立马转身离开。

（二）送别礼仪规范

1. 办公室送别礼仪　宾客要离开办公室时，主人应当立马起身送别，主动帮宾客开门，并送其至门口。礼貌道别后，等待宾客走远再转身回到办公室，轻轻关上门。切不可道别后立马转身走进办公室"砰"的一声关上门。

2. 电梯口送别礼仪　将宾客送至电梯口时，送行人员应当帮助来宾按好电梯楼层，等待电梯门打开后，用左手挡住电梯门框，右手做指引手势引导宾客走入电梯，随后面带微笑注视宾客，等待电梯门缓缓关上，与宾客挥手道别。

3. 汽车旁送别礼仪　将宾客送至汽车旁时，送行人员应当等汽车即将启动时，挥手道别，并说"注意安全，再见"，随后目送宾客车子离开。

4. 车站机场送别礼仪　将宾客送至车站机场时，送行人员要全程耐心陪同宾客等待相应的车次或航班，不要频繁看时间心神不宁造成宾客的误解。等待宾客检票或安检之后方可离开。

第四节　医院内交往礼仪

在医院这个特定的工作环境中，护理工作者需要与其工作对象和工作伙伴产生日常的互动交往。因此，掌握院内的交往礼仪规范，处理好护患之间、医护之间及护际之间等人际关系也是护士的重要工作内容之一。这将有助于护士建立良好的人际关系，营造和谐的工作氛围，不断提升自身工作水平与服务质量，加强院内医护工作者的团队协作精神，共建舒适的工作环境。

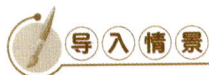

导入情景

新来的实习护士小张最近遇到了一些烦恼。由于刚刚步入工作岗位，业务水平欠佳，在一次给儿科的幼儿患者静脉注射时，打了好几针才找到血管位置，这招致了幼儿患者家长的厉声呵斥，但小张也不甘示弱，与患者家属大吵了一架，最后受到了投诉又被护士长训斥了一顿。为此，小张觉得特别委屈，于是就频繁地对同事们诉说护士长的坏话，渐渐地，她发现同事们都有意疏远她了，为此她特别的苦恼。

想一想：护士小张以上的做法有哪些问题？她为什么会面临人际关系的窘境？如果你是小张你会如何做？

一、护士与患者及家属的交往

患者是护士的工作服务对象，也是护士在工作过程中接触最多的人，对于护患关系的处理直接体现着护士的业务水平与工作能力。拥有一份和谐融洽的护患关系是护士顺利开展工作的关键要素之一。而患者家属的角色在帮助完成患者治疗的工作上也发挥着积极的作用，因此，护士同样也需要重视与患者家属之间的交往礼仪。

（一）护患交往的基本原则

1. 尊重患者人格　尊重原则是社交的第一原则，作为护理工作者，首先应当尊重患者的人格，不可嘲笑讽刺一些特殊病症患者，如精神病患者、传染病患者、身体畸形患者等。不可拿患者的病症取笑逗乐，更不可对处于弱势地位的患者颐指气使、恶语相向。

2. 保护患者隐私　一方面要严格保守患者隐私信息，不可随意告知他人患者的病情病史，和患者讨论隐私病情时注意避开无关人员，选择安静的房间。另一方面还要维护患者的身体隐私，在为患者做检查时尽量减少其躯体的暴露，选择具有保护性的场所。给异性做隐私部位检查时，需要邀请一名与患者同性的第三人在场。

3. 举止文明得体　护士与患者初见时，护士留给患者的第一印象是在其举手投足间形成的。一个行为大方得体、举止文明礼貌的护士能够获得患者积极认可，增强患者对治疗和护理的信心与信赖，从而有利于患者积极配合治疗护理工作。

4. 注重诚实守信　要真诚对待患者，对患者许下承诺前要充分考虑实际情况，不可信口开河，随意允诺。一旦答应患者就必须尽全力做到，不可出尔反尔，言行不一。以诚待人，言而有信才能获得患者信任，构建良好的护患关系。

5. 做事干净利落　很多时候医护工作者都是在跟时间赛跑，拼尽全力争分夺秒地为患者争取重生的机会。为此，护士也应当在日常工作中养成雷厉风行的行事作风，做到办事干净利落，不可拖沓迟疑。

6. 积极共情帮助　想患者之所想，急患者之所急，设身处地地为患者考虑，这样才能真正理解患者的内在真实需求，及时给予有效地帮助，切实为患者排忧解难，与患者达成情感共鸣，从而建立起良性的护患关系。

（二）与不同患者交往礼仪规范

1. 幼儿患者　幼儿具有多动、好玩、好奇等特征，在与其沟通交流时要注意语气亲切温和，言语通俗易懂符合幼儿年龄特征。可利用一些小玩具拉近与他们的距离，多鼓励夸赞他们，适时满足他们的好奇心。比如说"小朋友真勇敢呀，好样的""小朋友，这个是听诊器，可以听到小肚肚的悄悄话哦"。需要注意的是，对待幼儿患者同样要保持尊重，诚实守信，不可厉声训斥、威胁哄骗。随时与幼儿监护人沟通交流，引导监护人协助幼儿患者的治疗和护理工作。

2. 青少年患者　青少年具有一定的逆反心理，自尊心较强，情感充沛，思维活跃。在面对疾病时可能会出现焦躁不安、抑郁消沉等心理。面对这类患者，要从侧面多了解他们，尝试从他们的兴趣爱好入手，积极与他们交朋友，建立彼此间的信任，抵消他们的抗拒逆反心理，再加以积极正面的引导。

3. 高龄患者　年事已高的老者原本行动能力较弱，内心孤寂，渴望关注。生病之后就更加脆弱。针对这类患者，要保持耐心和热情。积极主动地与他们交流沟通，认真聆听老人的倾诉，细心关注他们的需求，给予理解与尊重，切不可嫌弃老人、呵斥老人。

4. 重症患者　这类患者身体与心理都在承受着艰难的考验，难免会状态消极，情绪低落。面对这类患者，切不可一副同情怜悯的姿态，应当保持阳光积极，为患者带去正能量和积极情绪，重建患者信心。

5. 精神病患者　对待这类患者同样要保持尊重，按照科学的方法与其互动，及时关注病情状态，帮助他们进行康复治疗。

（三）与患者家属交往礼仪规范

1. 礼貌诚恳，耐心沟通　作为患者家属肯定想第一时间了解患者的病情及其变化情况。因此要及时如实地告知有关信息，做到礼貌交流、诚恳安慰、耐心解释。回答有关患者病情及治疗安排时要与医生保持一致，避免引起不必要的纠纷。

2. 贴心理解，共情体谅　体谅患者家属担忧、焦虑、不安的心情，及时帮助患者家属化解负面情绪，不要与患者家属产生争执。

3. 积极引导，协助治疗　患者家属也是患者治疗过程中的重要力量，正确引导其加入同一阵营，共同帮助患者恢复健康。

二、护士与同事之间的交往

护士与同事之间的交往是护士日常社交的重要内容，也是护士人际关系构建的核心板块之一。想要处理好护士与同事之间的人际交往，首先，需要遵循基于工作同事关系的基本原则；其次，再根据护士与医生及护士之间的关系特征与交往模式，做好相应的礼仪规范。

（一）同事交往的基本原则

1. 相互尊重　同事之间尊重是第一交往原则。尊重同事的行为习惯、个人隐私、动成果等，只有在相互平等的基础上相互尊重才能做到相互理解，团结互助，构建良性的合作关系，共同为患者的预防、治疗、康复服务。

2. 真诚待人　以诚待人则广结善缘，以诚待业则业无不兴。真诚是人们对待人际交往和工作事业的重要态度。真诚待人，才会被人以诚相待，在同事面前应当表里如一，不要小聪明，如此才能拥有长久牢固的同事之谊。

3. 学会宽容　人无完人，每个人都有失误犯错的时候，要学会包容和谅解，不要在小事上斤斤计较、不依不饶。与同事出现矛盾摩擦时，首先冷静下来进行自我反思，再积极地正面沟通，主动道歉化解，不要在背后议论是非，致使矛盾升级。

4. 注重平等　对待同事要一视同仁，摆正内心的天平，摒弃不平等的观念，不搞差别待遇，厚此薄彼，这样才能赢得同事的尊重。

5. 控制情绪　生活中总会遇到不顺意的事情，但要学会及时调节，合理消化自己的负面情绪，不可将负面情绪带入工作，更不要将负能量传递给同事，做一个理性成熟的职场人，不要被情绪操控。

（二）医护交往礼仪规范

1. 彼此信任，密切配合　医生的专业诊疗与护士的优质护理相配合是取得最佳医疗效果的重要保证。医生与护士应当基于双方的专业特点，做到相互理解，彼此信任，构建良好的医护关系，为了患者的健康展开精诚合作。

2. 尊重医生，艺术沟通　在与医生的配合过程中体现尊重原则，注意沟通技巧。比如，当对医生开的医嘱有疑问时不可直接在患者面前质疑，破坏医生在患者心中的"权威性"，也不可带着负面情绪埋怨质疑，如"这医嘱怎么开的，专不专业啊"。正确的做法应当是走进医生办公室礼貌而委婉地确认咨询，如"王医生您好，麻烦您看一下，这个医嘱我这样理解对不对"。

3. 主动反馈，彼此监督　护士应当将患者的病情变化、药物反应、医嘱问题及时反馈给医生，发现治疗方案上存在问题或对护理方案存在不同意见时，能够及时委婉而礼貌地向医生提出自己的想法，耐心做好解释，帮助减少医疗差错，为患者负责。

4. 共同学习，相互促进　一个好的医疗团队一定是相互取长补短，共同学习进步的。护士应当多向医生介绍当前护理技术的新发展和科室护理工作概况，同时积极向有经验的医生学习病理知识与诊断知识，在融洽和谐的医护关系中共同成长，不断提高医疗队伍质量，为患者提供更为优质的治疗护理服务。

（三）护际交往礼仪规范

1. 积极配合，相互协作　护士间的密切配合、高效协作是为患者提供优质护理服务的重要保证。因此护士之间也需要积极培养合作默契，避免工作误差。

2. 主动关心，相互照顾　主动关心同事，友爱地互帮互助是构建和谐护际关系的重要一步。经验丰富的护士可以多多照顾新人，及时帮助新人答疑解惑，提供专业帮助。年轻的护士也可以关照一下年长的护士，主动帮忙承担一些繁杂的事务。

3. 换位思考，相互体谅　由于每位护士都拥有着不同的生活经历、学历背景、家庭环境等，因此在共同工作中难免会因为思维方式或行为习惯的差异出现分歧。面对分歧应当学会包容，大方谅解，不可记仇冷战，影响工作的开展。

4. 取长补短，相互学习　积极向身边的每一位同事学习，学习年长护士的经验，吸取新人护士的新理念，始终保持虚心求教的学习者心态，与同事们共同成长进步。

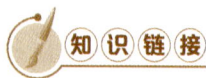

知识链接

馈赠礼仪

人们在日常社会交往过程中常常会通过馈赠礼物来表达对对方的喜爱、尊重、感恩、祝贺、慰问等情感。这是一种常见的社交行为。一次合乎礼仪的馈赠行为能够准确、充分地表达赠礼人的意愿和情感，增进与被赠礼人之间的感情，达到社会交往的目的；反之，却只会适得其反。因此，看似寻常的赠礼行为也有着不小的学问和门道。

1. 礼品的选择　礼品是人品的延伸，送出去的礼品代表的是送礼人的人品，因此要充分考虑送礼对象、送礼目的、送礼情境、习惯风俗等多种因素，选择恰当的礼物。首先，需要明确礼品的分类。一般而言，礼品分为鲜花、食物、纪念品、贵重物品、礼金等多种类别，根据不同的送礼情境选择恰当的礼品类别。比如，活动庆典一般选择花篮、鲜花；旅游归来一般选择当地特产、纪念品等；走亲访友一般选择水果、特产等食品；探望病患一般选择鲜花、营养品、书刊等；生日宴会一般选择鲜花、贺卡、蛋糕等。另外，还需要根据与送礼对象关系的亲疏、送礼对方的爱好品味来选择相应的礼品。比如，对于关系亲密者可选择具有纪念意义的礼品，对于年长者着重考虑礼品的实用性，对于幼儿着重考虑礼品的趣味性、启发智力性，对于远方来宾，以当地特色物品为宜。

2. 礼品的赠送　选择好了礼品之后，还需要注意礼品赠送的场合、方式及时机，这同样也属于馈赠礼仪的重要内容。首先是赠送场合，选择在公共场合赠送还是私下赠送。一般而言，个人赠礼也是一件私人行为，不太适宜大张旗鼓地在公共场合显露。但集体对集体的赠礼行为，或者赠送诸如花篮、锦旗、牌匾等具有精神象征的礼品则可以在公开场合进行。其次关于赠礼方式，一般分为当面亲自赠送、找人代送、邮寄递送等。如果是较为贵重的礼品或是出于较为重大的赠礼目的最好还是亲自当面赠送，如求婚赠送戒指。选择找人代送或邮寄递送的方式一定要提前沟通好，或者附上留言卡片加以说明。最后关于送礼的时机，指的是送礼的时效性，也是人们常说的"雪中送炭"和"雨中送伞"。把握最佳的送礼时机，在对方最需要的时刻赠送才能将礼品的赠送效果最大化，超前或滞后都会使得这一效果大为减弱，甚至起到负面效果。

3. 赠送礼品的禁忌　每个地方都有其特定的风俗习惯，避开当地的赠礼禁忌也是做好馈赠礼仪的关键。在中国存在着一些普遍禁忌。一些物品的谐音具有不好的寓意是人们所忌讳的。比如，送钟表谐音"送终"，伞谐音"散"，梨谐音"离"等。而一些作为特定用途的物品也不适宜作为赠礼，比如，用来祭奠逝者的蜡烛。此外，每个地域或民族也有其避讳的禁忌，如蒙古族讨厌黑色，回族不吃猪肉，满族人忌讳吃狗肉等。提前了解赠礼对象所在地方的禁忌，选择寓意积极的合适礼品才能达到赠礼的目的。

复习思考题

一、简答题

1. 医院刚来的实习护士刘婉应该如何向护士长作自我介绍？

2. 护理工作者应该如何处理好护患关系？

二、选择题

1. 病房来了一位新患者，个人信息如下：陈艳，女，35岁，教师，以下称呼最为合适的是（　　　　）

　　A. 喂

　　B. 陈老师

　　C. 陈艳

D. 陈太太

E. 陈阿姨

2. 下列不符合介绍礼仪的基本原则的是（　　　）

A. 尽量详尽全面地展开介绍

B. 确保介绍内容的准确性和真实性

C. 介绍过程中举止文明，大方得体

D. 控制介绍时间，内容精简突出重点

E. 注重适时与对方互动，关注对方反馈

3. 下列介绍顺序正确的是（　　　）

A. 先将老师介绍给学生

B. 先将晚辈介绍给长辈

C. 先将女士介绍给男士

D. 先将领导介绍给实习生

E. 先将早到者介绍给迟到者

4. 护士小张接到一个找王医生的电话，体现礼貌回复的是（　　　）

A. "我不知道，别烦我。"

B. "他不在，有什么事跟我说是一样的。"

C. "他不在，你待会再打。"

D. "王医生不在，我是张护士，如果您需要的话我可以帮您传达。"

E. "王医生不在，再见。"

5. 小王想要通过微信语音通话跟同事商量一项工作事宜，下列不属于他要注意的范畴的是（　　　）

A. 通话前发文字消息询问对方是否方便接听

B. 选择工作时间进行通话

C. 提前整理好思路，注意表达清晰

D. 注意倾听对方的反馈意见

E. 着装正式规范

6. 以下符合接待礼仪规范的是（　　　）

A. 为了体现对来宾的尊重，住宿安排一律选定豪华的酒店套间

B. 在接站等待的时候一直低头玩手机

C. 见面后热情打招呼并礼貌地出示自己的名片

D. 乘坐电梯时让宾客先进后出

E. 引导客人靠门入座

7. 下列不符合送别礼仪规范的是（　　　）

A. 客人还未走远就立马转身返回，并大声地关上门

B. 客人意欲离开时立即起身礼貌挽留

C. 送客人至电梯处时提前帮客人按开电梯门

D. 客人汽车启动时与其挥手道别，并目送客人车子离开

E. 送客人至机场时，全程热情陪同客人直至客人安检后再离开

8. 以下属于与幼儿患者交往的文明用语的是（　　　　）

A. "不好好打针就让警察叔叔把你抓走。"

B. "不乖乖听话你妈妈就不要你了。"

C. "你可是最勇敢的宝宝呢，要乖乖吃药哦。"

D. "不许哭，再哭就打你。"

E. "你怎么这么烦，就知道哭。"

9. 当发现医生的医嘱出现问题时正确的做法是（　　　　）

A. 放任不管，照做就是，反正不是自己开的医嘱

B. 当着患者的面向医生质疑

C. 私下跟其他同事埋怨吐槽

D. 大声斥责医生

E. 私下委婉向医生提出

10. 以下是和谐护际关系中的应有姿态的是（　　　　）

A. 委曲求全

B. 谄媚讨好

C. 虚心学习

D. 互相猜疑

E. 互不理睬

（胡新凤）

第六章　护士临床工作礼仪

扫一扫，看课件

本章概要

护士临床工作礼仪是护士在日常工作、生活和交往中应遵循的行为规范和准则。本章主要介绍护士在门诊、急诊、住院部、手术室等各部门的工作礼仪和护士在护理查房、交接班、健康宣教等日常工作中的礼仪。学习重点是护士在各部门和日常工作中的礼仪要求。学完这一章将对护士在各部门和日常工作中的礼仪规范及要求有一定的了解，知道如何在护理各岗位中做一个合格的护士，在具体护理工作中更好地完成本职工作，为患者提供优质的护理服务。

护理工作是爱心与艺术的结合，护士被誉为促进人类健康的"白衣天使"，人们因病来到医院，是为了寻求帮助，在舒适、安全的医疗环境中获得医护人员的照顾、治疗和康复。护理人员在与患者的交往过程中，要做到礼仪的遵守、自律、敬人、宽容、平等、从容、真诚、适度这八大原则，提高自身职业素养、技术水平及服务态度。日常护理工作中，良好的礼仪风范既能反映出护士良好的职业素养、高度的责任心，提升护理人员的形象，又可以塑造医院的整体形象和精神风貌，赢得良好的口碑，同时也有助于增强巨大医疗市场的竞争力。

第一节　各部门工作礼仪

导入情景

一位 60 多岁老太太，来自偏远农村，衣着破旧，因心绞痛入院，患者和家属持住院证来到病区，责任护士不耐烦地将患者带到病室。住院的当天，患者家属找责任护士询问病情，该护士不但没有给家属耐心解释说明，反而说："有病住院听医生的，问那么多干什么，医生让怎么治，我们就怎么治。"结果患者家属很生气地走了。之后几天的治疗中，患者和家属有抵触情绪，不愿配合治疗，使护理工作的进展困难重重。

想一想：1. 该护士为什么没有得到患者和家属的支持和理解？

2. 如果你是该护士，将会如何处理？

一、门诊护理工作礼仪

门诊是医院面向社会的窗口，也是患者到医院就诊的第一站。在门诊，首先与患者接触的是护士，患者接触最多的也是护士，因此，门诊护士的精神面貌、礼仪修养、工作态度、服务质量等，不仅代表着医院的形象，更成为患者评判一家医院医疗水平和护理质量的标尺。门诊护

扫一扫，看视频

士端庄的仪表、温暖的笑容、亲切的话语、认真的态度、周到的服务，会让患者感受舒适可信，从而缩短护患间的距离，为良好护患关系的建立打下基础。因此，门诊护士须加强护理礼仪的学习，提高自身礼仪修养，为患者提供优质的服务。

1. 仪表端庄 优雅端庄的仪表是护士内心世界的外在表现，也是对他人的尊重，护士应做到着装整齐、头发干净整洁、不化浓妆、不佩戴首饰，长发盘起，短发长不过肩，佩戴好胸牌，给患者留下良好的第一印象，获得患者的信任和好感，这也是建立良好护患关系的基础。

2. 热情接待 热情友善的态度会让患者感受到亲切和温暖。患者来到医院就诊，客观上就存在着一种被动、祈求的自卑心理，面对陌生的人和环境容易感到孤独和焦虑，自然就加重了患者的依赖心理，希望得到护士的帮助和关心，而门诊护士的热情接待、主动帮助，就会增加患者的信任感和安全感。因此，门诊护士不仅要热情、真诚、平等地接待好每一位前来就诊的患者，而且要主动向患者介绍自己和接诊医生的专业特长、医院环境等，引导患者准确及时就医。在引导患者就诊的过程中，如遇高热、剧烈疼痛、呼吸困难、急重症患者及临产妇或高龄患者时，应酌情给予提前就诊。老弱病残或行动不便者，门诊接待护士应协助患者到就诊科室就诊。

3. 言语礼貌 礼貌的言语让沟通更顺畅，门诊护士在与患者沟通时，要做到语言文明、亲切、柔和、悦耳、规范，麻烦时"请"字开头，招呼时"您好"为先，配合时"谢"不离口。做到来有迎声、问有答声、走有送声、操作失误时有道歉声、治疗时有称呼声、合作时有谢声，让患者感到亲切、舒适，以消除患者的陌生感、孤独感和恐惧感，从而树立战胜疾病的信心和勇气。

4. 表情大方 表情主要指面部的神态，在人际沟通中起着重要的作用。法国生理学家科端尔曾说"脸反映了人们的心理状态"，眼睛犹如一面聚集镜，凝聚着一个人的神韵和气质，一张热情、友好、和蔼可亲的面孔会使人倍感亲切。门诊护士在与患者接触时表情自然、大方、亲切，面带微笑，会给患者以真诚相助之感，这样不仅融洽了护患关系，同时也利于护理工作的开展。倘若是冰冷的面孔，责备、漠视的眼神，患者感受到的是深深的距离感，会对护士的工作失去信任和信心，护士也会将失去患者的尊重。

5. 举止优雅 门诊护士在工作中保持优美端庄的站姿和坐姿、稳健轻盈的步态、协调规范的操作，能充分展示护士良好的职业素养和仪态风范，给患者留下良好的第一印象，赢得患者的信任，利于护患沟通的进行。

6. 做好宣教 健康教育是医院整体护理的重要组成部分，患者在候诊室等候就诊，护理人员可根据患者情况主动进行健康宣教，也可以分发针对性的健康手册，或者采用图片、黑板报、电视录像等方法开展健康宣教，使患者掌握常见病、慢性病、多发病的相关医学知识、自身护理方法和保健预防知识。当患者提出问题时，要热情、耐心、合理地给予解答。

二、急诊护理工作礼仪

随着医学的发展和人民物质生活水平的提高，社会对急诊护理工作的要求越来越高。急诊服务的对象是一个特殊的群体，当危重患者被送到急诊室时，患者和家属把每一丝生的希望都寄托在了医护人员身上。急诊护理工作的特点是急、忙、杂，急诊护士应对就诊的患者进行快速、重点地收集资料，并对收集到的资料进行分析、判断、分类，按轻、重、缓、急安排就诊顺序，并针对不同状况的患者给予恰当、及时、快捷、有效的处置，尽快为抢救工作铺设绿色通道。因此，一名优秀的急诊护士，应具备敏捷的思维、过硬的心理素质、健康的体魄、娴熟的护理技术、良好的礼仪修养，才能确保急诊护理工作顺利进行。

1. 稳定情绪，陈述利害 急诊患者由于起病突然，患者和家属往往无任何思想准备，而出现情绪紧张、惊慌和恐惧不安等心理。护士在全力配合医生抢救的同时，还要善于抓住时机，向患者和家属进行必要的安慰和解释，稳定家属情绪，并陈述其中的利害关系，为疾病的进一步处理创造条件。

2. 抓紧时机，果断处理 "急"是急诊护理工作的特点之一，对于急诊患者来说，发病急、变化快，时间就是生命，护士对病情有大致的了解后，必须争分夺秒，迅速果断地对患者进行必要的救治处理，抢救方法要正确得当，措施要得力，充分体现护理人员处理问题的及时性、针对性和有效性，从而增强患者和家属对护理人员的信任。

3. 忙而有序，急不失礼 "急、忙、杂"是急诊护理工作的特点，在接待急诊患者时，虽然要求快速及时，但也不等于急中便可以丧失礼节，而是应当做到忙而有序，急不失礼。在救治患者的过程中，护士要始终保持清醒的头脑，步伐稳健轻快、表情从容严肃，言语温和礼貌，做到忙而有序，急不失礼。

4. 团结协作，全力以赴 急诊救治工作不是一项独立的工作，也不是单凭某一科室之力就能完成的工作，而是一项涉及医疗、护理、检验、影像、药房等各科室的综合性工作，各科室之间要密切配合，团结协作，在合作过程中以大局为重，互相理解，互相尊重，全力以赴地抢救患者。急诊护士应遵循这一原则，与各科医生、检验师、药师等密切配合，全力配合，为急诊患者的救治争取最多的时间。

5. 做好疏导，获得支持 急诊患者往往发病突然，没有思想准备，更容易有紧张、焦虑等心理，加之护送的家属或朋友往往较多，人员杂乱，家属又想知道抢救的情况，甚至急于进入急救室去观看现场抢救的过程。为确保抢救工作快捷有序地进行，此时护士应对患者家属的行为及心理给予充分理解，耐心解释利害关系，并劝说和疏导患者家属及护送人员在抢救室外等待，急诊护士要妥善处理好与患者家属的关系，以获得家属的理解和支持，也为患者赢得良好的抢救环境，利于抢救工作的顺利进行。

三、住院部护理工作礼仪

　　患者经过初步诊断后，如需进一步检查或治疗，护士应协助其办理住院。入院后的患者，既承受着疾病所带来的各种身体上的不适、心理上的恐惧和焦虑，还面临着陌生环境所带来的孤独感和不安全感。此时，护士真诚的笑脸、亲切的称呼、周到的入院介绍、准确规范的健康评估、耐心的用药宣教、温馨的问候等，都会让患者倍感亲切，增加新入院患者的归属感和安全感。整洁的病房、干净的床单、热腾腾的开水等都让患者有了被重视的感觉，心里倍感温馨舒适。

扫一扫，看微课

　　护士得体的言行举止，不仅显示出优良的职业道德和极高的礼仪修养，也可以展现医院良好的形象，更能够促进护患双方的舒适感，营造良好的护患关系。因此，护士要掌握好住院部护理工作的基本礼仪，针对不同的患者和病区，做好护理服务工作。

（一）入院礼仪

　　无论是急症患者还是慢性病患者，入院后，都希望尽早地知道自己的主治医师和责任护士。护士是患者的第一接待人，患者入院后，责任护士应该在第一时间内接待患者，作好自我介绍，通知主治医生看望患者，并协助患者做好入院当天的相关检查和治疗，以热情的态度将患者安置到指定的病室床位，以消除患者陌生感、孤独感和不安全感。

　　1. 充分准备，热情接待　护士接到住院处的通知后，要做好充分的准备。提前查看患者的基本信息，做到心中有数。检查床单位，为患者准备床铺，备注好各种入院表格，备好温开水等。当患者来到护士站时，护士要面带微笑，起身相迎，亲切问候，询问需求，确认患者，安排患者就座，并通知医生，若有其他护士在场，也应起身点头微笑，以示欢迎。

　　2. 主动介绍，言语亲切　护士见到并确认患者后，应主动向患者作自我介绍，如"阿姨您好，我是您的责任护士张丽，您叫我小张就行了，您住院期间所有的护理操作都由我来完成，生活上有什么需要也可以可随时找我，我会尽力帮助您的，您的管床医生是李明大夫，李大夫是咱们科的专家，有多年的临床经验，我已经通知李大夫了，他马上就到"。为患者安排病室和病床，主动协助患者搬运行李，引导患者进入病室，向患者介绍同病室的患者相互认识，协助患者安顿好之后，带领患者熟悉病区环境，告知患者医生办公室、护士办公室、开水间、卫生间、治疗室、处置室等的位置，向患者介绍床头的各种设备及用途，特别是床旁呼叫器的使用方法，介绍医院及病区的相关制度，也可将相关规章制度印制成册，让患者根据需要自行阅读。在为患者进行介绍的过程中，护士应言语亲切、语气柔和、举止得体，尽量使用"请""谢谢"等礼貌性语词。最后，协助患者取舒适体位躺下，为患者测量生命体征并做好记录。

（二）住院礼仪

在患者住院期间，护士是与患者接触最密切，也是接触时间最长的人。因此，护士的着装、仪表仪容、言谈举止等，都会影响患者对护士的认可和信任，影响护患关系的发展，甚至影响患者的治疗、护理效果。可见，护理礼仪在住院的护理工作中尤为重要，这就要求护士在护理工作中遵守以下礼仪。

1. 仪表端庄，举止得体 护士在工作前要检查自己的仪容仪表，做到着装整洁、庄重、得体，仪容仪表自然大方。工作时举止文明，姿态优美，走路时步履轻盈，进病室前先敲门，当患者行动不便时，主动给予帮助。执行护理操作时认真、细致、规范。与患者交谈时，面带微笑、耐心倾听和解释，不要面无表情、不耐烦或者漫不经心。工作时穿软底防滑的平跟或坡跟的鞋子，不要穿响底鞋或高跟鞋，更不能用脚开门。

2. 技术娴熟，动作轻柔 患者既承受着疾病所带来的痛苦、各种治疗及护理操作所带来的不适，还需要面对陌生的医护人员及医院环境。护士面对突发事件时敏捷的思维、准确的判断、娴熟的技能、轻柔的动作，会获得患者和家属的信任与尊重，减轻患者的痛苦与精神压力，因此，护士在进行各项护理操作时做到"四轻"即关门轻、操作轻、说话轻、走路轻，为患者创造一个安静、舒适的治疗环境。

3. 尊重患者，真诚服务 患者作为一个独立的个体，有被尊重的需求，内心希望得到医护人员的尊重。护理工作中，护士亲切的话语、认真的态度、周到的服务、耐心的倾听、不厌其烦地解答等不仅展现出了护士的职业素养，而且让患者感受到自己被关心、被重视、被尊重。进行护理操作前，要提前告知患者，并取得患者同意，为患者进行导尿、灌肠、备皮等需要暴露隐私部位的操作时，请无关人员回避，关闭门窗，用屏风遮挡，操作过程中适当遮盖，以保护患者隐私；对于患者不想说或不愿说的话，不要一直追问，强迫患者回答。要时刻做到微笑在脸上，文明用语挂嘴上，用我们的"四心"即细心、热心、爱心、耐心，真诚地为患者服务。

4. 满足患者的合理需要 根据马斯洛的需求层次理论，人有生理的需要、安全的需要、爱与归属的需要、尊重的需要、自我实现的需要。患者作为一个特殊的群体，除了要满足健康人的基本需要外，还会有许多不同于健康人的特殊需求，护士要正确对待患者的需要，在不违反法律法规、医院的规章制度、医疗护理原则、社会公德，不危害社会及他人利益的前提下，尽量及时满足患者的合理需要，而不是毫无原则与底线。当患者的需求无法满足时，护士不可以生、冷、硬地拒绝患者，造成患者心理上的不适，进而加重患者的病情，影响疾病康复，而应该耐心地向患者解释，以期取得患者的理解。

（三）出院礼仪

患者经过一段时间的住院治疗和护理，病情好转或痊愈，经医生诊断可以出院时，护士应协助患者办理出院手续。

1. 健康宣教　患者出院时，护士应该主动协助患者办理出院手续，同时根据患者的康复状况进行恰当的健康宣教，告知患者出院后在休息、运动、饮食、用药等方面的注意事项，或者发放健康宣教手册，教会患者及家属必要的理论知识与操作技能，如注射胰岛素、测量血压等，并主动回答患者所咨询的问题等。对患者有针对性地安慰与鼓励，以减轻患者对离开医院的恐惧和焦虑。

2. 告知随访　告知患者要定期复查，如果有任何不适，及时打电话咨询或来院就诊。患者留下联系方式和家庭住址进行备案，便于医护人员进行电话回访或者上门随访。

3. 出院道别　道别是我们对患者关爱的延续，责任护士要协助患者整理用物，临别时送上美好的祝愿，如"李阿姨，祝贺您康复出院，真为您高兴""感谢您住院期间对我们工作的理解和支持"，此时是增进护患关系的良好时机，护士应将患者送出走廊，或送至电梯口，道一句"您慢走，多保重""记得吃药"等。温馨的道别，可以使患者感受到医护人员的关爱。

四、手术室护理工作礼仪

手术室是为患者进行手术治疗及抢救的重要场所，是医院的一个特殊的科室，有最先进的仪器设备和最专业的医护人员。手术室的护理工作性质不同于门诊和其他病区，其护理质量不仅影响患者的手术效果和预后，还关系到患者的生命安全，稍有不慎，都会对患者造成不可挽回的伤害。手术护理工作中一声亲切的问候、一次认真的查对、一个无菌的环境、一张安全的手术床、一次详细的宣教，都会增加围手术期患者的安全感。工作中护士必须严格要求自己，养成认真、细致、严谨的工作作风，以饱满的精神面貌、良好的礼仪修养、最佳的工作态度做好每一次手术的护理工作。

（一）手术前护理工作礼仪

手术是一种特殊的治疗手段，能够为患者带来新的希望和期盼，同时，手术也是一种对机体有创伤的治疗手段，会给患者带来身心的双重压力。患者由于担心手术预后，加之对手术室环境及手术相关人员的陌生，心理会产生较严重的刺激，往往会感到焦虑、恐惧，甚至悲观等心理变化，严重时会影响手术的进行。这就要求护士不仅要配合好医生进行手术治疗，还要求护士具备高尚的职业素质、良好的礼仪修养，关心尊重患者，帮助患者消除或减轻焦虑、恐惧等心理，确保手术的顺利进行。

1. 手术前疏导　面对手术室陌生的环境及医护人员、冰冷复杂的各种医疗器械，患者承受着很大的心理压力，有些患者是第一次进行手术，对于手术流程不熟悉，缺乏相关的手术和麻醉知识，担心疾病预后，会产生焦虑、恐惧等心理，往往会影响手术的治疗效果，引发各种并发症。因此，作为手术室的护理人员，应做好患者术前的心理疏导工作。

（1）全面评估，积极准备　术前护士要与患者进行积极有效的交谈和沟通，在全面评估患者的基础上，做好身心两方面的准备，帮助患者纠正其存在或潜在的生理、心理问题，以提高患者对手术和麻醉的耐受性。

手术前护士应对患者做全面的评估，主要包括：①健康史：一般情况（如年龄、性别、民族、职业、文化程度、宗教信仰等）、现病史（本次发病的原因、诱因、发病时间、持续时间、临床表现、诊断等）、既往史（有无高血压、心脏病、糖尿病、慢性支气管炎等影响手术的既往疾病和治疗用药史、药物过敏史、手术史、家族史）、月经史及婚育史、用药史。②身体状况：年龄及性别、营养状况、重要器官功能（呼吸系统功能、心血管系统功能、泌尿系统功能、神经系统功能、消化系统功能、血液系统功能、内分泌系统功能）、手术耐受力。③心理－社会状况：了解患者的心理问题及产生原因、家属对患者的关心和支持程度、家庭经济状况等。④辅助检查：了解患者的实验室检查结果、影像学检查结果，心电图及内镜等特殊检查结果。

（2）充分理解，主动沟通　护士应充分理解患者的各种心理及情绪反应，理解患者因环境陌生及对手术相关知识缺乏引起的焦虑和恐惧，并帮助患者消除或减轻。比如，护士主动向患者介绍自己："王阿姨，您好，我是配合您手术的护士，很高兴认识您，我叫张丽，您就叫我小张就行了，整个手术过程中，我都会陪在您身边的。"拉近与患者之间的距离，减轻患者对医护人员的陌生感。向患者讲解疾病相关知识，进行手术的目的、手术的方式、手术过程中如何配合、手术预后等，鼓励患者说出接受手术的态度、对手术的真实看法、对手术的担忧和顾虑，有针对性地给予解释和说明，必要时可与病房护士一起进行心理疏导，安慰鼓励患者，帮助患者熟悉术前的各项准备和注意事项。

（3）语言礼貌，注意技巧　护士在与患者进行手术前交谈时，应符合交谈的礼仪要求，注意文明礼貌和沟通技巧，用词要科学严谨。首先，要注意交谈时机的选择，尽量选择在患者心情愉悦、有充足时间时，避开患者用餐、治疗、护理等不便的时间；其次，注意交谈的时间，护士与患者交谈时间不宜过长，患者因患病本身就承受着巨大的痛苦，交谈时间过长不仅会使患者感到疲劳，还会加重患者的紧张和焦虑；再次，交谈主题要突出，条理要清晰，内容要精练，语言应通俗易懂，交谈中避免说"癌症""死亡"等引起患者不安的词语；最后，交谈的语速要适中，手术前患者承受着生理和心理双重压力，容易感到紧张焦虑，加之部分患者为老年人，听力下降，护士进行沟通时尽量放慢语速，保持耐心和语气温和。对于护士不清楚或不明白的问题，切忌不懂装懂或者含糊其词地回答患者，以免引起患者的误解及一些不必要的麻烦，而应该礼貌地向患者表达歉意，如实告知患者自己不清楚，并请医生或其他人员给予患者解答。通过交谈，让患者对手术治疗有充分心理准备，平静地接受手术治疗。

2. 接患者的礼仪　进行手术之前，手术室的护士负责将要手术的患者按照既定安排接到手术间进行手术。这一过程看似简单，却极其重要。手术室护士接患者时一定要严谨认真，仔细核对，杜绝接错患者造成医疗事故；与患者沟通交流时，要符合医护人员的礼仪规范，面带微笑、语气柔和、亲切和蔼、耐心细致，给予患者安全感和信任感，缓解患者紧张焦虑的心情。

（1）认真核对，杜绝差错　手术室护士来到病房接患者时，一定要仔细查看患者的病例及各项检查资料是否齐全，核对患者的手腕带，认真仔细地核对患者的科室、床号、姓名、诊断、手术名称等，杜绝接错患者造成医疗事故。核对时要符合医护人员的礼仪规范，面带微笑、语气柔和、亲切和蔼、耐心细致、语言礼貌，给予患者安全感和信任感，缓解患者紧张焦虑的心情，同时，还必须核对患者的术前用药情况及术前准备是否充分。

（2）安慰鼓励，减轻压力　虽然护士在手术前做了心理疏导和术前宣教，但患者仍会有不同程度的紧张、恐惧、焦虑心理，护士在接到患者时一定要鼓励患者、赞美患者，如"看来您昨晚休息挺好，今天精神看起来不错"，谈一些比较轻松的话题，说话时语言要柔和、态度要亲切和蔼，让患者感受到护士的关心和体贴，以平静的心态接受手术。

（二）手术中护理工作礼仪

患者躺在手术台上时往往思绪万千，心情错综复杂，除了手术本身带给患者的生理和心理上的压力，手术过程中，医护人员的言谈举止也会在一定程度上影响患者的心理活动，因此，医护人员在手术过程中也必须遵守严格的礼仪规范，言语谨慎，不可窃窃私语、交头接耳、偷偷说笑、嬉戏打闹或者说一些与手术无关的话题，给患者造成强大的心理压力，影响手术的顺利进行和手术效果。

1. 关怀患者，视如亲人　在手术台上的患者最渴望护士的关怀，护士要关心患者，视患者如亲人，多与患者交流，用亲切、鼓励性的语言安慰患者，以缓解患者紧张的情绪，如"您的手术医生具有多年的临床经验，对患者非常负责，您放心好了，我也会一直陪在您的身边，随时为您服务"等，在为患者安置体位时，要主动向患者介绍正确的体位对手术、麻醉的作用及减少并发症的意义，同时要注意遮盖患者，切忌将患者赤裸地暴露在手术台上，这是对患者极大的不尊重。手术结束后，患者进入麻醉苏醒期时，护士要小声而亲切地呼唤患者的名字，同时对患者说"张阿姨，您醒醒，手术已经做完了，很顺利，您感觉如何？伤口疼吗"。

2. 举止从容，言语谨慎　在手术台上进行手术时，医护人员的言谈举止一定要谨慎，举止要从容。手术开始后医护人员应该尽量避免彼此之间的交流说笑，不可窃窃私语、交头接耳、嬉戏打闹或者说一些与手术无关的话题，更不能说"真没想到""糟了""错了""完了"等加重患者负担的词语，因为在手术过程中处于清醒状态下的患者对医护人员的谈话尤其敏感，因此，医护人员更应该做到言语谨慎。任何流露出无可奈何和惊讶的神情，都会给患者带来极大的心理负担，造成不良的后果。所以在手术过程中，医务人员一定要言行谨慎，举止得体。

（三）手术后护理工作礼仪

手术结束并不代表着手术室护士的工作结束了，术后依然可能会发生一系列的病情变化。手术损伤会导致患者的防御能力降低，术后切口疼痛、各种应激反应、禁饮食等都会加重患者的生理和心理负担。因此，患者手术后，护士应密切观察患者的病情变化，防止各种并发症的发生，帮助患者减少不必要的痛苦和不适，促进患者术后伤口尽快恢复。同时要注重患者的术后心理护理，关心体贴患者，以加快术后伤口的愈合。

1. 告知效果，鼓励安慰　患者一旦进入手术室后，在外等候的家属和朋友会十分焦急和紧张，关心手术中的情况，此时护士要给予理解、耐心解释和说明，安慰患者家属，一旦手术结束应主动向患者家属和朋友告知结果，如果患者已经清醒，要以亲切的态度和柔和的语气告诉患者手术已经结束，很顺利，表扬患者在手术过程中表现得很棒、配合得很好、很勇敢，并鼓励患者继续加油保持，预祝患者早日恢复健康出院。

2. 严密观察，认真交接　手术结束后，护士要对患者进行进一步的评估，具体内容包括以下几个方面。①术中情况：麻醉类型，手术过程是否顺利，术中出血、输血、输液情况、留置引流管情况；②身体状况：监测生命体征是否正常，观察意识、瞳孔的变化等；观察切口有无出血、渗血、渗液及敷料的包扎情况；观察并记录引流液的性状、量、颜色，观察引流管是否通畅，有无扭曲、折叠、脱落等情况；评估术后患者每日营养素的种类、量和途径，了解患者术后体重的变化；评估术后患者的尿量、引流液丢失量、失血量及术后补液量及种类；观察患者是否出现切口疼痛、发热、腹胀、恶心、呕吐、呃逆、尿潴留等术后症状；是否出现术后出血、切口裂开、切口感染、肺部感染、尿路感染、深静脉血栓等术后并发症；③了解患者及其家属对手术的认识和看法，鼓励患者说出术后的心理感受，如是否担心手术效果，对手术效果预期是否客观；担忧手术对今后的生活、工作及社交带来不利影响，担忧住院费用过高，经济能力难以维持后续治疗。

手术结束，耐心等待患者清醒后，手术护士应将患者安全地送回病房，此时手术护士认真、全面、详细地与病房护士进行交接，如患者的手术情况、生命体征、目前用药、各种引流管道及注意事项等，并在交接本上进行签名，协助病房护士安置患者，并取适宜的体位，指导患者及家属术后相关注意事项。手术室护士在离开时，要再次感谢患者在手术过程中的积极配合，并祝患者早日恢复健康。

第二节 日常工作礼仪

一、护理查房

（一）护理查房的分类

1.按照查房的性质分类 分为临床业务性查房、教学指导性查房和常规评价性查房三大类。

2.按查房的形式和内容分类 分为个案护理查房、教学查房、质量查房、管理查房、危重抢救查房、健康教育查房、护理科研查房、整体护理查房等几个类别。

3.按护理能级分类 分为护士长查房、总护士长查房和护理部主任查房三大类。每一类的查房周期也不同，一般护士长查房每周 1 次，总护士长查房每月 1 次，护理部主任查房每季度 1 次。

（二）护理查房的礼仪要求

1.位置合礼 根据患者的病情需要及查房内容，护理查房可选择在病房或者办公室。

在病房进行护理查房时，以患者卧位为准，左侧护理人员的位置安排依次为责任护士、高职称护士、主管护士、护士、实习护士等；右侧为主查人（若是护理部主任查房，右侧依次为护理部主任、总护士长、护士长；若是总护士长查房，右侧依次为总护士长、护士长；若是护士长查房，右侧为护士长）；床尾为配合护士、查房车及用物。

在办公室护理查房讨论时，主查人位于会议桌一头的正中，根据中国的传统礼仪，位置以中为尊、以左为尊（若为总护士长或护理部主任查房，总护士长或护理部主任应就座于主查人左侧），国际礼仪正好与我国相反，往往以右为尊；高年资护士应就座于会议桌一侧的前排，另一侧依次为责任护士、高职称护士、主管护士、护士、实习护士。

2.守时 守时是护理查房最基本的礼仪，也是必需的礼貌。首先，主要查房科室要守时。如果是总护士长或护理部主任查房，主查科室应提前告知其他参加查房的科室，护理查房的具体时间、地点和内容。查房当天，主查科室应提前 5 ～ 10 分钟安排护士迎接参加查房的人员，待各科室参加人员均到齐后，安排大家就座，并分发提前准备好的病历。其次，参加查房的人员应守时。各科室参与查房人员要按时到场，最好能够提前 5 ～ 10 分钟，以便提前熟悉查房内容，并确保查房准时开始。查房时间一般以30 ～ 40 分钟为宜，时间不可过长或过短，以免造成患者烦躁或查房不细。

3.尊重和理解患者 护理查房是护理工作中的重要任务，在护理查房前，应先征求患者的意见，向患者解释护理查房的目的和意义，征得患者的同意后，方可进行；开始查房之前，应向患者介绍参与查房的人员，以表示对患者的尊重，并感谢患者对护理工作的支持和配合。当患者因各种原因无法配合，拒绝查房时，也应该对患者的行为表示理解，并与患者进行有效沟通。

4. 认真倾听、礼貌提问　进行护理查房时，汇报者在汇报病例时应注意语速适当、吐字清晰、重点突出，其他参与者应全神贯注地倾听汇报人的汇报。在查房过程中，倾听者可对讲话者做出"点头"回应，切忌坐卧或倚靠患者的病床、随便翻动患者的物品、干扰或打断他人讲话，影响谈话者的思路。做好护理查房记录，讨论内容也要即时记录，如果对于讨论的内容存在疑问，也不可立刻打断讲话者，而应在对方讲话结束后再予以提问，否则既打断了讲话者的思路，也显得很不礼貌。

（三）护理查房的注意事项

1. 护理查房时间不可过长，以防止患者疲劳，造成不适。

2. 护理查房时，若参与人数较多，应注意保护患者的隐私，必要时用屏风遮挡；需要暴露患者身体某部位时，注意保暖，防止患者着凉。

3. 护理查房时，不要坐在或倚靠患者的病床、随便翻动患者的物品，不当着患者及其家属的面交头接耳，私自议论，干扰或打断他人讲话。

4. 患者讲话时，不要随意打断，当患者讲话使用方言、有口音或语言表达不畅时，不可嘲笑患者。当看到患者肢体残缺，或者有其他生理异常时，不可表现出大惊小怪，造成患者的心理不适。

二、交接班

交接班制度是一项重要的工作程序，它有助于确保日常医疗及护理工作的严密性和连续性，严格的交接班制度使得患者的治疗及护理更加系统、连贯、有序，有利于加强各个班次护士之间的相互配合和密切工作，形成合理有序的良好的工作氛围和友好和谐的人际关系。交接班工作是护士之间信息沟通的重要内容，需要护士之间的相互理解和配合，沟通是否顺畅直接影响着护理工作的顺利进行。因此，护士在交接班时应认真严谨、清晰明了，注意交接班中的各种礼仪。

（一）交接班的内容和形式

1. 按交接班的形式　可分为集体交接班、日常交接班、床头交接班。

2. 按交接班的内容　可分为病情交接班、治疗交接班、药品器材交接班。

（二）交接班的礼仪要求

1. 晨间集体交接班要严肃规范　晨间集体交接班往往是在医院各个病区常规的晨会

上，一般由科室主任和护士长主持，值班的医护人员针对本班次患者的医疗护理工作情况，向当日在岗人员做出口头及书面报告。交接班时，参会人员要做到着装整洁，仪表端庄，无论是站立交接班还是坐位交接班，都要保持正确的站姿或坐姿，面向主持人或交班者，双眼平视、集中精力、认真倾听。

交班者进行交班时，应姿态优美大方，先向大家问候"早上好"，再向接班人员报告本班次值班情况。交班过程中，交班者要注意与参会人员的眼神交流，不可有多余的小动作，以免分散接班者的注意力，影响交接班的效率。站立交接班时，交班者要注意保持身体挺直，手持交接本，且手臂与交班本呈90°，不可佝偻着腰或歪斜着身体；进行病情报告时，面部表情要严肃认真，语气得当，语调自然，声音响亮，口齿清晰，切忌声音过低过小，吐字含糊不清；报告病情时，内容要全面概括、重点突出、表达准确充分，医学词语的使用规范，能够体现患者病情的动态变化。

接班者在倾听交班者报告时，要注意自己的仪态，切忌交头接耳、倚靠桌椅墙壁、勾肩搭背、吃东西、嚼口香糖等不礼貌、不严肃的行为；将手机调至静音模式，以免打断大家的思路；要认真倾听对方讲话，不可以东张西望、翻看信息、玩手机或接打手机等。如果对交班的内容存在疑问，需要提出问题时，不可随意打断讲话者，而应该等对方讲完再提问，提问时要注意礼貌用语，交班者应认真思考后，负责地给予回答。

2.床头交接班要亲切细致 床头交接班是在晨间集体交接班后，护士长带领大夜班护士和全体日班护士，针对危重患者、新入院患者、术后患者、病情有特殊变化的患者、特殊检查前后的患者等，值班护士向下一班护士在患者床前进行重点交班。晨会后的床头交班，既可以使全体护士掌握科内重点特殊患者的治疗护理等情况，也会让患者感受到医护人员的关心和对工作认真负责的态度，增强患者的安全感，获得患者的信任。

因此，进行床头交接班时，护士要时刻注意自己的言谈举止。夜班护士在进行交班前要充分做好各项准备，确保着装整齐、仪态端庄；到患者床前，护士长首先要代表在班的护士亲切地问候患者，查看患者时动作要轻柔，检查要细致；交班者汇报病情时要严肃认真，用语礼貌规范，尊重患者；接班人员要认真倾听，及时记录注意事项，有疑问的问题记录下来，等交班者汇报完毕再提问，不可随意打断对方，对于一些不需要患者了解但有疑问的内容，如患者的个人隐私、家属要求对患者保密的诊断、病情及工作人员之间的问题等，要注意回避患者，可以先记录下来，回到办公室或护士站后再提出商议解决；在交接班过程中，交接人员要保持严肃认真的态度，不可以交头接耳，互相说笑、嬉戏、谈论与患者病情无关的事情。

3.日常班次交接班要认真严谨 除常规晨会集体交班外的其他各班次的交接班，统称为日常班次交接班。接班者应提前到岗，做好接班前的各项准备，要着装整齐，精神饱满，交接班双方见面时应先互相问候，对上一班多做的工作，要表示感谢；接班时一定要认真仔细，对于有疑问的问题，一定要问清楚；交班者要尽量完成本班上的工作内容，不能把自己的工作留给下一班，给下一班次的工作人员增加额外的负担和麻烦，以便保证接班者能够顺利地进行下一班的工作；如果有特殊原因未能按时完成本班次的工作，要明确地向接班者讲清楚，以求得接班者的理解，并向接班者表示歉意，感谢接班者的理解和辛苦。在交接班过程中，不能只是口头交接，事后发现问题，相互抱怨，要做到交的清、接的明，必要时可以提前准备书面材料；对上一班次有疏漏的工作，接班者应有宽容大度精神，相互理解，及时与交班者沟通，并及时补救，在护理工作中，护理人员应充分体现互帮互助、友好协作的工作作风和团队精神，为患者提供更优质的护理服务。

三、健康宣教

健康宣教是指通过有计划、有组织、有系统的社会和教育活动，促使人们自觉采纳有益于健康的行为方式的活动过程，既是健康保健的重要手段，也是一项非常重要的护理实践活动。健康宣教一般由护士发起，针对患者所存在的健康问题，通过相关医学知识的传播和行为干预所开展的具有护理职业特色的健康教育活动，影响并改变患者的不良行为，并促使其行为向有利于健康的方向发展。医院的健康宣教包括对医护人员的健康宣教和对患者的健康宣教。

（一）医护人员的健康宣教

各级医院每年都会对医护人员进行2次以上的健康宣教培训，培训覆盖率达到90%以上。结合本专业特点和工作需要，以业务学习、专题讲座等形式，对全体医护人员进行有关知识的培训，并进行人际沟通技巧的培训，提高医护人员健康宣教的知识和技能；此外，医院进一步加强专兼职健康宣教人员的业务培训，系统地学习健康宣教的基本理论和方法，以提高健康宣教人员制订健康宣教计划、实施健康宣教计划和评价健康宣教效果的能力。

（二）患者的健康宣教

患者的健康宣教可分为门诊宣教、住院宣教、社区宣教、社会性宣教。

1. 门诊健康宣教 门诊健康宣教是指对患者在门诊治疗过程中进行的健康宣教，门诊健康教育包括候诊健康宣教、随诊健康宣教、健康咨询等。

（1）候诊健康宣教 候诊健康宣教是指护士在患者候诊期间所进行的健康宣教。可以在候诊厅放置健康知识资料、设置健康宣教宣传栏、办黑板报等。设置健康宣教宣传栏时，内容可以根据各类不同文化层次的人群进行针对性的设计，内容要新颖、标题要醒目、形式要美观，并注意相关知识的科学性、针对性、通俗性及艺术性。

（2）随诊健康宣教 随诊健康宣教是医护人员在给患者诊疗过程中，针对患者所患疾病的有关问题所进行的讲解和指导。门诊患者一般较多，诊疗工作量较大，开展随诊宣教时，为补充完善口头宣教的不足，可使用健康宣教处方，也方便患者阅读保存，能够有效地指导患者进行自我保健和家庭保健。③健康咨询：县级以上的医院一般都会设立咨询室或心理门诊，帮助患者解决疾病相关的问题或心理问题，健康咨询就是指医护人员对咨询者提出疾病相关的健康问题，给予科学准确的解答和医学指导。

2. 住院健康宣教　住院健康宣教是指医护人员对住院患者及其家属进行的健康宣教，是护士工作的重要内容，贯穿于整个护理程序之中。依据健康宣教实际的不同，住院健康宣教可分为入院健康宣教、病房健康宣教、出院健康宣教和随访健康宣教。

（1）入院健康宣教　入院健康宣教是指在患者入院时，护士对患者或及其家属所进行的健康宣教。宣教的主要内容包括主治医生、责任护士、医院相关规章制度、生活环境、病室人员、床头设备等的使用及相关注意事项等。通常由患者的责任护士承担，采用口头或宣传资料等形式对患者进行口头宣教，使患者及其陪护人员尽快地熟悉医院的相关规章制度、住院环境和医护人员，积极调整心理状态，有利于稳定情绪，进行下一步治疗。

（2）病房健康宣教　病房健康宣教是指在患者住院期间，责任护士对患者所进行的与疾病及其治疗护理相关的健康宣教，也是健康宣教的重点。住院宣教的内容包括心理指导、基本卫生常识、作息指导、疾病防治知识、各种检查知识、用药指导、健康行为的指导及训练知识、分病种宣教知识等。医护人员可以根据患者及其家属的病情和需求采用不同的宣教方式，如宣传手册、宣传窗、宣传牌、卫生科普读物等，有条件的医院可采用闭路电视、电子屏幕、播放电视录像片等现代化电教手段实施健康宣教，对患者及其家属、陪护人员进行较系统、深入的宣教和指导。

（3）出院健康宣教　出院健康宣教指患者病情稳定或康复出院时，护士对患者所进行的健康宣教。护士应向患者及其家属介绍治疗的结果、病情现状，告知患者出院后，在饮食、起居、活动方式、功能锻炼、用药等各方面的注意事项，以巩固现有的治疗效果，防止疾病复发或加重，医护人员可以采用口头谈话、健康宣教手册或健康宣教处方等形式进行健康宣教。

（4）出院后（随访）健康宣教　出院后健康宣教是出院健康宣教的延伸，这类患者一般为慢性病患者或者有疾病复发的倾向，需要医护人员进行长期的跟踪和健康指导。出院后健康宣教是一个连续追踪的过程，主治医生应针对患者的病情现况和需求，通过电话咨询、定期或不定期地进行家访，适时修正治疗方案，长期、动态地对患者进行相应的健康咨询和指导。

3. 社区健康宣教　社区卫生服务中心是基层的医疗卫生服务中心，是医疗机构中的重要一环，各大医院应加强医院与社区卫生服务中心的联系，帮助社区卫生服务中心提高医疗和健康宣教的技能与水平，建立"小病在社区，大病进医院"的转诊制度，并组织医院的医护人员对社区居民及重点人群定期开展健康宣教活动。

4. 社会性健康宣教　各大医疗机构要按照当地卫生行政部门的安排，积极参加各种社会性健康宣教，向社会科普宣传医疗知识，如在世界卫生日、世界无烟日、国际助残日、艾滋病日、防治结核病日、糖尿病日、高血压日、计划免疫日、精神卫生日、全国爱眼日、爱牙日等重大卫生日做好相关疾病知识及防治知识的宣传咨询活动，定期举行免费义诊。

（三）健康宣教的礼仪要求

1. 态度亲切，热情大方　护士在为患者及其家属进行健康宣教时，态度要亲切、热情、大方，语气要柔和，尤其是第一次住院的患者，可以缓解患者的紧张情绪，帮助患者尽快地熟悉医院环境，拉近护患之间的距离，建立良好的护患关系。切记不可冷漠、不耐烦。

2. 仪表得体，仪态优雅　进行健康宣教前，护士要做好充足的准备，着装整齐得体，与患者交流接触过程中，言行举止、站立行走要符合礼仪要求，保持优雅的仪态，比如，为患者介绍同病室的室友时，不可以用手指或点，而应该手指并拢，掌心向上，指端指向被介绍者。

3. 吐字清晰、语速适当　为患者及其家属进行健康宣教时，一定要用词恰当，吐字清楚，不可快速读完或吐字含糊不清；语速要适当，不可过快或过慢，尤其是对于一些听力不好的老年人，要适当地放慢语速，提高声音；进行宣教时可根据患者的文化程度、理解能力、职业性质等的不同，使用患者能够听懂的词句，尽量减少专业术语的使用。

4. 尊重患者，谨言守密　对患者进行健康宣教时，要注意保护患者的疾病隐私或个人隐私，对于患者比较私密或难以启齿的事，一定不要在公共场合谈论，维护患者的尊严。如果必须谈论时，要单独和患者谈论。

5. 善于聆听，耐心解答　护士对患者进行健康宣教的同时，一定要善于聆听患者的心声，鼓励患者表达出自己的困惑和所面临的问题，给予患者合理的解释，耐心地解答患者的困惑和问题，并给予针对性的健康宣教。

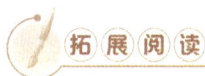

拓展阅读

岗位礼仪

岗位礼仪是一项实用性很强的礼仪，即岗位职员在日常工作中逐渐形成并得到公认、必须遵循的礼仪规范。在各种岗位的工作中，正确运用礼仪，对我们的工作起着事半功倍的效果。

1. 提高办事效率　礼仪是岗位中的"通行证"，为办事提供方便，能够提高工作效率。在现代工作中，讲究礼仪就能使双方更快更顺利地进入交流的境界，迅速地增进双方的友谊，为双方就某一问题达成共识提供方便，也为以后的友好发展铺平道路。

2. 传播沟通信息　如今的社会是一个信息广为传播的社会，你想要准确地向对方传递信息或准确地领悟对方发出的信息，必须要借助礼仪。除了口语、书面语交流传播信息外，人的身体语言（包括体态、姿势、动作、表情等）也能传情达意，而且人的体态语更能准确而真实地表现一个人的内心世界，不像其他言语媒介会造成虚假的信息。因此，不少成功的人士懂得了在各种活动中去接收、破译对方的体态语言，从中了解对方的内心想法和真实意图，或者自己使用规范的礼仪规则来向对方准确传递信息，沟通信息。

3. 塑造组织形象　岗位礼仪活动中的人属于社会化的人个或组织化的个人，所以职员在工作中的待人接物、言行举止是代表组织的，是职员工作的内容和重要组成部分。他的职业角色、组织地位、工作性质决定了固定的意义规范，个人是无权选择和私下变更的。其完成工作任务时都有一套严格而完整、不可随意改换的礼仪规范和程序，即使个人有什么特殊情绪，也只能深埋心底，至少应等完成工作后才可以发泄、表达这种情感或情绪。而这一切，都直接或间接地影响着一个组织的形象塑造。

（1）早安礼仪　早上一到公司要精神抖擞地向他人有礼貌地"道早安"。"道早安"是社会行动的第一步，是确定自己存在的积极行动。如果自己所发出的声音能够引起对方的反应，这不仅达到了"自我确认"目的，也是人与人接触的基本礼貌，社会关系也因此而产生。

（2）下班礼仪　结束了一天的工作之后就到了下班的时间，这是上班族解除拘束回到自我的时刻。公司所付给你的薪水是到下班为止，即使是下班前一分钟也不容许你做自己的事。所以员工不能下班铃一响就离开办公室，尤其是如果手边的工作还没有告一段落。如果自己的工作已经结束，而上司还留在办公室时该怎么办？这个时候，不妨轻声地问一声："有没有需要我帮忙的地方？"或是说："对不起！我有事先走了。"千万不要一声不响地走掉，这是很不礼貌的。在先行离去时，除了说："对不起"之外，现在的人也经常说："你辛苦了！"这句话不只是可以用在对上司，即使是对同事或下属也很受用。离开办公室时，对还在工作的同事说声"再见"。对于上司，还需要再进一步地表示自己的敬意。

（3）注意用好"10字"礼貌用语　"您好""请""谢谢""对不起""再见"是全社会大力提倡的"10字"礼貌用语，随着社会和文明程度的提高，这些最基本的礼貌用语，已在日常人际交往中被广泛运用。用好"10字"礼貌用语既是礼貌用语的重要内容，也是语言礼仪、优质服务的基本要求。

（摘自《护理礼仪与人际沟通》）

复习思考题

一、简答题

1. 急诊护士工作礼仪有哪些？

2. 健康宣教的礼仪要求有哪些?

二、选择题

1. 下列哪一项不属于护士交接班时的礼仪要求（　　）

A. 严肃认真

B. 口齿清晰

C. 重点突出

D. 全面概括

E. 使用俚语表达

2. 下列哪一项不属于健康宣教的内容（　　）

A. 主治医生

B. 责任护士

C. 其他患者的治疗方案

D. 医院的规章制度

E. 同病室的患者

3. 下列哪一项不符合护理工作中的礼仪要求（　　）

A. 尊重患者

B. 举止端庄

C. 文明礼貌

D. 不予理睬

E. 语气柔和

4. 护士良好的仪态仪表应在下列哪种情况下保持（　　）

A. 接待患者时

B. 护理操作前

C. 护理操作中

D. 护理操作后

E. 以上都对

5. 医院护理工作人员中，与患者见面的第一人是（　　）

A. 病区护士

B. 门诊护士

C. 内科护士

D. 外科护士

E. 急诊护士

6. 门诊护理工作礼仪要求正确的是（　　）

A. 热情接待患者

B. 言语礼貌规范

C. 表情自然、举止大方

D. 仪表端庄

E. 以上都是

7. 急诊护理工作礼仪不妥的是（　　　）

A. 抓紧时机，果断处理

B. 忙而有序，急不失礼

C. 团结协作，文明礼貌

D. 时间紧没有必要向患者和家属解释

E. 以上均是

8. 接待新患者入院礼仪下列不妥的是（　　　）

A. 举止得体，以引导的手姿介绍病区环境

B. 护士往前走，患者在护士的身后

C. 采用稍微朝向患者侧前行的姿势，让患者感到护士的关心和体贴

D. 观察病情，决定是否需要继续详细地介绍情况

E. 主动介绍、言语亲切

9. 急诊护士在面对家属过激的语言时，最不妥的做法是（　　　）

A. 冷静对待

B. 站在对方角度为其考虑

C. 完全不予理睬

D. 随时向他们交代病情的变化

E. 给患者和家属必要的安慰和解释

10. 护士在为患者做护理操作前不需要说明的是（　　　）

A. 操作的目的

B. 需要患者配合的地方

C. 患者的病情

D. 操作的方法

E. 操作中可能产生的不适

（席福荣）

第七章 护士生实用礼仪

本章概要

　　社会活动中，礼仪是人类社会为了维系社会的正常生活秩序而制定的一种行为规范。对个人来说，礼仪是思想道德水平、文化修养、交际能力的外在表现。本章通过对演说礼仪、求职及实习礼仪的介绍，旨在提升护生运用所学知识塑造个人形象的能力。本章的重点是掌握求职信的书写、面试技巧及实习基本礼仪。难点是求职信的格式及面试礼仪。

第一节 演说礼仪

导入案例

说话的艺术

　　一天，主人请客，已备好一桌饭菜。一会儿来了两个客人，还有一个左等右等也没来，主人说："该来的还不来。"这两个客人心想："我们不该来的倒来了。"于是其中一个客人起身告辞说："对不起，我还有点事儿，失陪了。"他刚走，主人又说："不该走的走了。"剩下的那个客人听了，以为主人是说自己该走却赖着不走，于是说声"我有事，先走一步"，拂袖而去。

　　这个故事告诉我们：说话是一门艺术，组织好语言能促进沟通，反之则会产生反作用。

　　演说是一种常见的语言交际活动，是演与说有机结合的一种社交活动形式要求演说者仪表仪容大方得体、不失身份，语言张弛有度、不卑不亢。

一、演说概述

（一）概念

　　演说，即在公众场合，以语言为信息载体，肢体语言为辅助手段，就某一具体问题，系统地剖析其本质，并立场鲜明地阐述自己的见解和主张，从而达到感召、说服、教育听众的一种艺术化语言交际形式。

（二）演说的特点

1.现实性　演说者演说的内容主要是通过对某一社会问题或现象，以自我或公众价值观为尺度，进行系统剖析后，所形成的判断和评价，并直接向大众公开陈述自己的主张和看法的现实活动。而演说中的"演"，只是为了达到目的的一种手段。因此，演说属于现实公众活动范畴，不属于艺术活动范畴。

2.艺术性　要达到启迪心智、触动心灵的目的，演说时需要借助一定的艺术表现手段来增强感染力，以达到引领、号召的目的。演说的艺术性在于其兼具文学性、艺术色彩和鼓舞人心的肢体语言，甚至还会把戏剧、民间艺术、舞蹈等艺术门类的一些特征融会其中，形成具有独立特色的社会化活动。

3.鼓动性　演说历来被视为宣传教育和政治斗争的有力武器，通过言论宣扬己见、统一思想、赢得支持，从而引导他人的行为。因此，没有鼓动性，就不可称之为演说。

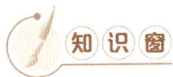

知识窗

你属于哪个三分之一

约翰·肯尼迪在美国加州大学伯克利分校《你属于哪个三分之一？》的演讲中谈道："俾斯麦公爵说得更为具体。他说，德国大学生中有三分之一勤奋过度，难成大器；三分之一放浪形骸，自暴自弃；剩下的三分之一将统治德国。我不知道在座诸位属于哪个三分之一，但我相信，今天我面对的是一群认识到他们对公共利益负有责任的有志青年，你们将成为本州乃至我们这个国家未来的领导人。"

4.广泛性　古今中外，不论阶层、行业、身份、性别和年龄层次，都有可能成为演说者。不论你是工人、农民、军人、教师，还是普通人，都可以通过演说发表自己的见解和观点，从而获得认同和支持。演说家当中有政治家、军事家、经济学家、文学家、艺术家、医学家、科学家等。

5.针对性　作为一种社会实践活动，它的受众也是社会成员。因此，演说应具有针对性，要扣紧时代发展的主题和旋律来提炼自己的见解和观点。同时，也要遵从统治阶级的意志。只有这样，演讲才有说服力、感召力，才能引起受众的共鸣。

6.直观性　在演讲过程中，演说者与现场受众直接交流、零距离接触，生动的口头表达，能够感染听众，引起听众与演讲者的心灵共鸣。这一特点，要求演说者必须极力追求演讲的直观效果，"说"能让受众听得到、听得清，"演"能让人家看得到、看得清。

（三）演说的类型

演说的类型可根据内容、风格或形式等不同标准进行划分。虽然这种分类所体现的类别之间并非都是平行关系，亦有交叉关系、从属关系等，但较为详尽地给演说予以分类，主要目的是为了帮助演说者在演说时有一个类别遵循原则。因此可以分为以下 6 个类型。

1. 劝说型　以说服为目的，即说服受众赞同并支持演讲者的观点或采纳演说者期望的行为。

2. 告知型　以向受众传递信息为目的。例如，向新员工介绍医院、科室的概况、相关的规章制度，以帮助他们了解单位文化并尽快适应新环境。

3. 交流型　以交流信息为目的。这是信息交流和共享时不可或缺的一种演说类型。

4. 比较型　以向受众传递信息为目的。但与告知型不同的是，它通过针对两个或两个以上概念、政策或活动进行讨论、解释及比较，向受众提供所有相关事实或利弊情况，帮助听众做出正确决策。

5. 分析型　以传递信息为目的。它通过对相关形势、文件、政策等进行分析，从而为受众做出决策提供参考。

6. 激励型　以激励听众为目的。通过演讲进一步强化听众对某一事件或事物的认同感，并且更加积极地去努力实施相关措施。

二、演说的准备

演说者在演说之前必须做好充分的准备，包括了解听众、搜集素材、准备演说稿、充分演练及妆容穿戴等。任何一个环节不到位，都可能会在演说现场"出丑"。同时，还需要做好充分的心理建设，以应对异常状况。

（一）受众调查

演说前根据听众人数、年龄层次、受教育程度等因素，调查和分析受众的需求，然后有的放矢地准备。

（二）搜集素材

根据需求收集和添加的素材，可增进演说内容的多样性和趣味性，从而提升实效性。但需要注意的是，任何素材都必须紧密围绕演说主题，为中心思想服务。而且应尽量选择演说者熟悉的，甚至是亲身的经历，因为这些素材既生动、又有趣，能很好地引起听众的共鸣。

（三）准备演说稿

按照事先撰写的稿子进行演说，很难达到控场和应变的需求。因此，应选择提纲式演说稿并以下文的结构展开。

1.标题　演说稿的标题应遵循贴切、简洁、醒目悦耳、有启发性的原则，可为内容提要，可含蓄、可抒情，也可通过设问吸引受众的注意力，从而激发兴趣。如以内容提要为题《在平凡中铸就卓越》、通过设问为题《他们很傻吗？》等。

2.开头　演说的开头，又称为开场白。它是演说者与受众建立初步友谊的纽带，在演说过程中处于显要的地位。常用的有直入式、悬念式、提问式等。

（1）直入式　即开门见山，一般政治性的或者学术性的演说都可以选择这种直接揭示演说核心内容的方式开场。

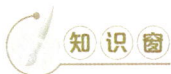

知识窗

最后一次演讲

闻一多

这几天，大家晓得，在昆明出现了历史上最卑污、最无耻的事情！李先生究竟犯了什么罪，竟遭此毒手？他只不过用笔写写文章，用嘴说说话，而他所写的、所说的，都无非是一个没有丧失良心的中国人的话！大家都有一支笔、有一张嘴，有什么理由拿出来讲啊！为什么要打要杀，而且不敢光明正大地来打来杀，而偷偷摸摸地来暗杀，这成什么话？

（2）悬念式　即演说开始后，用一个故事或一个事件来营造一种扣人心弦的现场氛围，吊起受众的胃口，从而调动受众对事态发展和人物命运的好奇心。

（3）提问式　即演说时通过层层递进的问题激发听众的思维，收拢受众的注意力，让他们带着问题边听边思考。

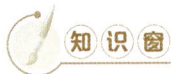

知识窗

刘媛媛在超级演说家的演讲：
寒门贵子

在这个演讲开始之前，我先问问现场的大家一个问题，你们当中有谁觉得自己是家境普通，甚至出身贫寒，将来想要出人头地只能靠自己？你们当中又有谁觉得自己是有钱人家的小孩儿，起码在奋斗的时候可以从父母那里得到一点助力？

3.正文　正文是演说的核心，是演说者剖析问题、传递己见，与受众达成共识，促使他们改变态度、坚定信念，激起行动的主体。换言之即演说的高潮所在，它直接决定了演说的质量和效果。要求重点突出、推理严谨、结构完整、表达清晰、情理交融，并通过旁征博引、剖析事理、引经据典等方式，把自己的思想倾向逐渐升华，诱导感情共鸣，从而构筑高潮。

4. 结尾 演说的结尾，或是对演说者的观点、见解进行总结和回顾，或是运用有鼓动性的语言升华演说者的思想感情等。美国作家约翰·沃尔夫（John Wolf）认为：演讲最好在听众兴趣未尽时戛然而止。其目的就是以此来强化给听众的最佳印象。由此可见，演说的结尾没有固定的格式。但需要注意的是，结尾承载了升华主题、画龙点睛的作用，切记不能虎头蛇尾、画蛇添足、冗长拖拉。

（四）充分演练

通过反复的练习，既可以找出准备工作中的瑕疵，还有助于预判现场可能出现的各种非常规状况。同时，也有助于心理建设。

（五）妆容穿戴的准备

通常，演说都是在一些比较严肃、正式的场合进行，因此，穿着应选择给人感觉干练、利落、自信的套装。男士可选择黑白搭配，既醒目又庄重，而且不容易出错；女士则可选择翻领略收腰的上衣，搭配紧贴身型的裤子或后开衩裙来增添女性魅力。但要注意，男士的皮鞋和袜子也尽量与服装颜色保持一致；条纹的外套不适宜与方格衬衣搭配；格子花的外套也尽量不要搭配条纹衬衣等。

1. 不同体型人群的服装准备

（1）矮胖型 低领、深色、宽松为原则，上下半身及袜色要一致。女士裙摆不宜过长，以 V 型领为宜；男士适宜穿西装，给人优雅、稳重之感，但全身穿搭不能超出三种颜色。

（2）消瘦型 不能选择宽大和带格子的上衣。可考虑浅灰色、浅黄色、褐色等颜色的衣服，用略长的直筒型裤遮盖鞋跟。

（3）瘦高型 首先，着装过紧是大忌。宜选择三粒钮、有衬肩的深 V 领西装。亦可选择有细格条纹和方格的上衣，裤子以修身的为主，不宜过于肥大。女士不能选择窄腰或深领的连衣裙，同时要避开有直线条面料的。

（4）特殊体型 驼背者不选择背后开口的服装；女士不要选择紧身裤；臀部过于肥大者宜选择浅色上衣，深色裤子或裙子。反之，臀部过小者选择宽松的裤子和裙子，不要穿紧身衣裤。

2. 仪容、仪表 整洁的仪表可以增添演说者的魅力，甚至让演说取得意想不到的效果，因此演说前应该清洗颜面、整理发型，男士还要修理胡须，同时，要保持牙齿洁白，不能留有异物。

（1）发型 男士不得蓄长发，通常要求前不遮眉、侧不掩耳、后不及领。女士发型应该以简洁、流畅、自然、明快为原则。

（2）妆容　就男士而言，演说时只要保持面部干净，头发整洁即可，不需要带妆演说，而女士则应该适度化妆。一般来说，女士妆容以清新自然为原则，切忌浓妆艳抹。因此，选择午宴妆的浓度为宜，眼影采用咖啡色、砖红色，腮红采用砖红色，唇膏可选择橘红色，同时选择贴近自己肤色的粉底做修容处理。

（3）配饰　演说时的配饰要做到精而简，尽量减少一些让他人和自己都有累赘感的物件。男士佩戴松紧合适的手表即可，女士的首饰、胸针、手表等饰品不宜太大，颜色也不能太鲜艳，特别是会反光的饰品最好不佩戴。

第二节　求职礼仪

扫一扫，看视频

【想一想】

一位心理学家曾做过一个实验：把被试者分为两组，同看一张照片。对甲组说，这是一位屡教不改的罪犯。对乙组说，这是一位著名的科学家。看完之后，让被试者根据这个人的外貌来分析其性格特征。结果甲组说：深陷的眼睛藏着险恶，高耸的额头表明了他死不悔改的居心。乙组说：深沉的目光表明他思维深邃，高耸的额头说明了科学家探索的意志。

同学们，这个实验说明了什么问题呢？

随着经济社会飞速发展，职场竞争日趋激烈，这对求职者提出了更高的要求。而如何叩开职场大门，获得一份心仪的工作，成为每位求职者关切的现实问题。心理学家奥里欧文说过："大多数公司录用的是有礼节的人，而不是最能干的人。"这就需要求职者除了要具备良好的专业素养以外，还必须掌握一些求职面试的礼仪和技巧。

一、求职礼仪概述

求职礼仪是在求职过程中，所表现出来的礼节和仪式。它包括书面礼仪、仪态礼仪、面试礼仪等。求职礼仪是人与人沟通和交流的过程，可以通过求职者的应聘资料、语言、仪态举止、仪表、着装打扮等方面体现求职者的内在素质，因此，求职礼仪兼具社会和功能两个属性。

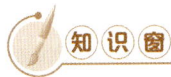

知识窗

两个误区

误区一：我凭本事吃饭，不靠形象

真相：狭隘地理解了求职礼仪的内涵。人与人之间的相互交往、人际关系的建立，往往是从第一印象开始的，除了服饰妆容以外，还包括了言行举止、知识涵养等。因此，形象不完全等同于外表，也不等同于打扮，而是具有内在功能，提供暗示，约束外在行为。

误区二：我不必靠嘴皮子吃饭

真相：分割了求职礼仪的言和行。实际上，"行胜于言"并不排斥言论，良好的言语沟通能力是有效行动的基础，是胜任工作的前提条件。

（一）求职礼仪的内容

1. 服饰　服饰在求职、应聘中，有等同于文化修养、专业能力的重要作用。整体原则包括着装规范、得体、干净、整洁，不浮华、暴露。男士穿正式的西装、打领带，外套以深素色为主，如藏青色、蓝色、黑色、深灰色等；衬衫最容易搭配的是白色，但不可着短袖或休闲衬衫；领带在胸前的长度以达到皮带扣为宜。女士着装，要简洁、大方、合身，职业套装是最简单也是最合适的选择。但是，裙摆不宜太长或太短，不能穿低胸、紧身的服装，也不能太薄、太透；鞋跟不能太高，切忌在面试时穿凉鞋。

2. 仪态

（1）站姿　要求挺直、舒展，站得直，立得正，线条优美，精神焕发。其具体要求是：抬头、挺胸、收腹、平视前方；面带微笑、下颔微收；两肩舒展，双臂自然下垂；双脚直立，重心在两脚之间，女士双膝和双脚要靠紧，男士双腿间距不超过肩宽。

（2）坐姿　端庄、文雅、得体、大方的坐姿能够传递高雅庄重、尊重他人的良好风范。具体要求是：入座要轻、稳，无声响。女士穿裙装时，应用手向前拢裙摆；入座后肢体保持正直，两眼平视；双手自然摆放，切忌夹在腿之间或放在臀下；不能把双臂抱于胸前，也不能将双脚分开或向前伸腿。

（3）走姿　行走时，目光平视前方，上身挺拔，腿部伸直，腰部放松，步幅适度。男士应抬头挺胸，双臂自然摆动，步履稳健大方；女士应收腹挺腰，两脚靠拢而行，步履匀称自如、轻盈。

3. 沟通

（1）尊重他人　谈话时，眼睛要注视对方双眼与额头之间的"正三角形"区域，或唇心到双眼之间的"倒三角"区域。目光呆滞、目光游离或眼神飘忽不定，都是失礼和不尊重他人的表现。具体来说，目光接触的时间应达到全部交谈过程的50%～70%，其余30%～50%时间，可注视对方脸部以外5～10米处；还要注意语音和语气，既要保证他人听得清楚，又不能让人有傲慢、放肆、盛气凌人的感觉。同时，语言要通俗易懂、简洁明了，尽量减少专业术语的使用。

（2）善于倾听　要耐心、认真、专注的倾听，这是对对方的重视和尊重的表现。诚恳谦逊的态度，能赢得他人的认同，也可以及时、准确地把握对方意图，提高效率。倾听时，保持专注，不做与谈话内容无关的事情，也要注意非语言的交流，如用诚恳的点头或微笑向讲话者表达赞同和认可；不要打断对方的话，耐心听完他人讲话再发表自己的观点和见解。对听不明白的内容，可在他人发言结束后礼貌地发问，这不仅表现出我们在意对方，而且在认真倾听和思考对方的话。

（3）文明礼貌　善于使用文明用语，如"请""谢谢""您""对不起""再会"等。对敏感问题，如面试结果等，不要打破砂锅问到底，要懂得文明进退。面试场内，不论是主考官还是其他考官和各个人员，都要一视同仁，才能展现出你的礼貌和教养。

（二）求职礼仪的特点

1. 求职礼仪具有广泛性　礼仪是在整个人类社会的发展过程中普遍存在的约定俗成，并被全社会广泛认同和遵守的准则。礼仪无处不在，礼仪无时不在。求职礼仪也是如此，具有广泛性。

2. 求职礼仪具有时机性　尽管求职者为了获取份工作都会做大量的准备工作，但是求职的结果往往取决于双方的短暂接触，尤其是面试，更是求职成功与否的关键。因此，对于每位求职人员来说抓住面试时机至关重要。

3. 求职礼仪具有目的性　求职对于用人单位和应聘者来说其目的性非常明确。招聘单位希望录用综合能力强、整体水平高的人员。但是招聘单位往往把面试时应聘人员的仪表言谈、行为等第一印象作为是否录用的重要条件。所以，应聘者应根据这一点进行有目的的佳备，从而实现求职的成功。

（三）求职前的准备

1. 自我定位　求职者应从自身专业特点、自己的兴趣和特长，以及能激发自己潜力的因素等方面，全面客观地分析和评价自己，以避免盲目求职。可以从以下四个方面着手：分析自己所学的专业、知识与能力，适合从事哪一行业的哪项工作；了解自己的优、缺点，从而根据自己的优点、缺点、性格与好恶来判断能否履行岗位职责；全面衡量自己的身体状况，从生理角度来判断自己比较适宜从事的职业。

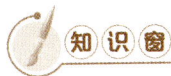

知识窗

小刘大学毕业，为了能到心仪的公司上班，早早地做好了充足的面试准备。无论是求职信、个人简历，还是自己的着装，他都做足了工作。甚至，他事先做了充分的心理调适。面试当天，无论是阐述自己的经历，还是技术能力，他都能从容不迫。从 HR 官员的表情来看，都对他非常满意。当面试就要接近尾声了。主考官突然问到："刘先生，我看您事先做了很充分的准备，说明你对我们公司和这份工作很重视。那你对我们公司的主营业务有什么看法吗？""有什么看法？"小刘一下子就懵了，对呀，公司的主营业务有哪些，我还真没注意过！半晌，小刘一脸尴尬地说："对不起，这点我还没来得及全面了解公司的主营业务……"主考官一听："好了，刘先生，你可以走了。"

2. 了解用人单位信息 面试之前除了做好自我分析，还要充分了解求职单位的相关情况，才能使面试有的放矢、应对自如。因此，为了获得理想职业，面试前应该把单位的发展、变更与最新动态，企业文化、人员构成与行政结构，业务范围、产品或服务内容，行业中的地位、薪酬体系及能力要求，还有员工的职业生涯发展等信息做充分的了解和分析。这样既能增加说服力，还能体现你对该单位发展持有的高度敏感性、兴趣和想要获得该职位的诚意。

二、书面求职礼仪

书面求职也是一个自我营销的过程，各式各类的资料就像广告和说明书一样。而一份好的应聘资料无疑是书面求职时一块重要的敲门砖。通常应该包括个人简历、求职信和相关的证明材料复印件，一些企业和单位可能还要求有推荐信。

（一）个人简历

1. 基本情况 一般包括姓名、年龄、民族、政治面貌、户口所在地、目前所在地、毕业院校及专业、求职意向、应聘职位、月薪要求、工作经历、个人联系方式等。

2. 具体要求

（1）简历无须长篇大论，要突出"简"字，通常1～2页就足以概括。

（2）内容要求真实准确。信息化、大数据背景下，个人及工作经历作假会让求职者人格受损，错失工作良机。尤其是学习经历，学信网上会有完整、全面的记录，作假只会弄巧成拙。

（3）用词得当。简历中要使用具体数据，诸如"大量""很多"等词几乎不具备说服力。

（二）求职信

求职信是求职者向招聘单位展示自我形象，让招聘单位感受到求职者的诚意，从而获得面试机会的一种手段。一份高质量的求职信并不在于华丽的辞藻、篇幅的长短，而是更加强调它的清晰性、全面性、说服力和规范性原则。

1. 求职信的基本原则

（1）有明确的求职意向，包括具体单位和具体职位。

（2）语言精练、流畅、通俗易懂，措辞谦虚有度。给人一种干练、高效、谦逊之感。切忌长篇大论。

（3）重点阐述自身能力、胜任理由，即要从"名""特""优"上做文章。恰当、诚恳地写出你所具备的条件，让对方感受到招纳此人对本单位的益处。

（4）格式、内容与结构上符合规范和要求，即包括称呼、正文和结尾。

（5）打印的求职信一定要亲笔签名，以示应聘诚意。

2. 求职信的写作方法　求职信是求职者与用人单位之间的首次交往，关乎求职者给对方的第一印象，所以既要遵循一般信件的要求，更要注重求职特色，可概括为以下 6 个方面。

（1）称呼　称呼要顶格书写。求职者未必熟悉用人单位有关人员的姓名，所以在信中可以直接称对方的职务头衔等，如"×××科主任""×××科长"等。称呼之前应该加上表达尊重和敬意的修饰语，如"尊敬的""敬爱的"等。

（2）问候　众所周知，信件的开头都有问候语，如"您好"等。求职信也可引用这样的问候语，以表达写信人的真诚和对对方的敬意。

（3）正文　即写信人要说的事。一般书信正文前面应空两格，求职信也如此。但因求职信的特殊性，所以正文不但要做到内容清楚、结构明确、文辞通畅，还要求说明求职信息的来源、应聘职位、个人基本情况、学习和工作情况等事项。

第一，写出信息来源，如"得悉贵院新建×××科室，招聘新人，且又在《×××报》上读到贵院招聘启事，故有意角逐×××科护士。"不必要在信中出现，诸如"冒昧""打搅"之类的客套话，应聘不存在打搅一说。但在未明确用人单位是否有招聘意向时的求职信里，使用"冒昧""打搅"，则可以彰显求职者的涵养和礼貌。

第二，在正文中要简单扼要地介绍自己与应聘职位有关的学习和工作经历及成绩等，让对方了解你的诚意之后对你产生兴趣。但这不等同于简历，较详细的个人简历应作为求职信的附录。

第二，阐述胜任职位的各种能力。包括自己的专业知识和社会实践经验，具有与工作要求相关的特长、兴趣、性格和能力等。一定要突出与所应聘职位有联系的内容，千万不能写与职位毫不沾边的东西。用人单位关心的不会是你的个人发展，不要在信中表示你会因聘用而收益多少，尽可能地少用人称代词"我"，要让他人感到你想表达的是"我怎样才能帮你。"

（4）结尾　求职信的结尾一般应表达两层意思。一是希望对方给予答复，并期盼有参加面试的机会；二是表示敬意、祝福之类的词句。如"顺祝愉快安康""深表谢意"等，也可以用"此致"之类的通用词。同时，结尾要写明自己的详细通信地址、邮政编码和联系电话，地址和电话一定是能第一时间接到信件和电话的，以免错过机会。

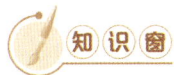

知识窗

求职信

×××主任：

您好！

从贵院的官网上获悉贵院欲招聘一名×××科护士，特冒昧写信应聘。感谢您在百忙之中垂阅我的自荐信，相信我一定不会让您失望。

我是一名来自×××医学院护理系本科毕业生。在校期间，我系统地学习了医学基础及临床理论知识，并以优秀的出科成绩完成了为期一年的临床实习。经过在学校里的理论学习和临床实习，我掌握了很多专业和技术知识、护理操作水平大幅度提高。如无菌技术、导尿术、灌肠术、胃管置管、口腔护理、成人静脉输液、氧气吸入、肌内注射等都能较为熟练地操作，并有较强的独立工作能力。在医院的实习经历让我学会了娴熟的专业技能；各科病房的工作，让我学会了临危不乱、耐心护理、微笑待人的职业品质。在生活中我是一名吃苦耐劳的人，工作热心主动、脚踏实地、勤奋诚实。同时，经过临床实习，培养了我良好的工作态度和团队意识。

在校期间我曾发表×篇论文，熟悉电脑操作，英语通过国家四级，英语口语流利，普通话运用自如。

尽管在众多应聘者中，我未必是最优秀的，但我有信心让贵医院满意，让患者满意。我的个人简历及相关材料一并附上，如能给我面谈的机会，我将不胜荣幸。

联系地址：×××医学院护理系

联系电话：139××××

　　　此致

敬礼！

求职人：×××

（三）相关的证明材料复印件

证明材料是对简历中所提到的相关内容的进一步证实，包括身份证、成绩单、学历证书、推荐表、获奖证书、英语等级证书、计算机等级证书、各类专业技能等级证，以及发表过的作品、论文等，通常复印件即可（除非用人单位要求出示原件），可以附在简历和求职信的后面。

三、面试礼仪

（一）面试仪表礼仪

1. 仪容整洁　时刻保持面部干净清爽，无汗渍和油污等不洁之物。男士胡须不宜太长，应该常修剪。面试过程中，女士可适当化一些淡妆，但看上去一定要清爽、自然、干净、利落，千万不要给人俗艳的感觉；指甲不能留太长，应该常修剪，女士涂指甲油要尽量选择浅色；保持口腔清洁，面试前不能喝酒或吃异味食物。同时，保持牙面无异物。

2. 发型适宜　男生的头发不要太长，最好面试前一个星期去打理一下，短发会给人一种干净清爽的感觉；女生的刘海不要过长，也不要有碎发。

3. 着装得体　面试时，着装应自然大方、符合考场的氛围，符合自己的形象气质，不刻意、不做作、不别扭。一般首选套装。

（1）男士 可选择两粒、三粒或双排扣西装，两粒扣只扣上面一颗，三粒扣则扣上面两颗或中间一颗，双排扣西服的所有扣子应扣好；衬衫的颜色要与西服协调，并扣好所有的纽扣；领带长度以其下端正好抵达皮带扣上端为宜，并注意与西服、衬衫颜色的协调；袜子颜色与皮鞋颜色协调；皮鞋擦亮，与西服的颜色协调。男士套装搭配技巧见表 7-1。

表 7-1 男士套装搭配技巧

颜色	特点	衬衫颜色	领带颜色
黑色	庄重大方 沉着素静	白色	红、黑、灰
灰色	格调高雅 端庄稳健	暗灰	银灰、深蓝
暗蓝色	格外精神 不易出错	灰蓝	暗蓝色

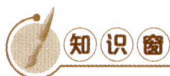

知识窗

男士面试服饰"三三原则"

"三色原则"：全套装束颜色不超过三种。

"三一定律"：皮鞋、公文包、皮带的颜色保持一致。

"三大禁忌"：穿西装必须打领带，不可无领带；西装上的标签必须拆除；穿深色西装不可配白色袜子。

（2）女士 女生面试着装一般来说套裙是首选。可选择冷色调套裙，比如炭黑、雪青、紫红等；上衣外套不宜过紧或过于时装化，不能以休闲装、礼服代替套装；上衣和裙子可以是一色的，也可以采用上浅下深或上深下浅的组合，裙子以窄裙为主，并且裙长要到膝或者过膝；丝袜无破损并与套装、皮鞋颜色统一，丝袜的长度应高于裙子的底部；鞋跟不宜过高、过细；饰物佩带不宜过于华贵、复杂；香水、护肤品味道不宜过于浓烈。

女士面试裙装四忌：①忌穿黑色皮裙。②忌裙子、鞋子和袜子不协调。③忌光腿。④忌三截腿。

（二）面试过程礼仪

1. 准时赴约 守时可以表示求职者的诚意，给对方以信任感；也可给自己一个缓冲的时间，来做些简单的仪容仪表准备，以免仓促上阵，手忙脚乱。如果求职者有客观原因不能如约按时到场，应事先打电话通知面试官，以免对方久等。

2. 耐心等候 求职者到达后，对接待员要有礼貌，可在做简单的自我介绍后直接前往面试会场门外等候。切忌东张西望、旁若无人、随心所欲，对接待员熟视无睹。你要给所有的人留下良好的印象，而并非只是对面试官。

3. 入室敲门 进入面试室前，关闭手机或调至静音状态后再敲门。即使面试房间是虚掩的，也应先敲门，不能推门就进，给人鲁莽、无礼的感觉。敲门时要注意敲门声的大小和敲门的速度。正确的是用右手的手指关节轻轻地敲三下，问一声："我可以进来吗？"待听到允许后再轻轻推门进去。入室应整个身体一同进去，入室后，面对面试官背手将门关上，然后缓慢、从容进入。

4. 大方示人 进入面试室的时候，应面露微笑，如果有多位面试官，应面带微笑地环视一下，以眼神向所有人致意。同时，主动将个人简历、证件、介绍信或推荐信等，双手递予面试官。

5. 请才入座 不要自己坐下，要等面试官请你就座时再按指定位置入座。坐时身体要略向前倾。不要靠椅子背坐，也不要坐满，但也不宜坐得太少，一般以坐满椅子的三分之二为宜。另外，女士要并拢双腿，不管男女，在说话时都把腿靠拢。

6. 自我介绍 当面试官要求你作自我介绍时，语言要简洁、清晰、充满自信。态度要自然、亲切、随和，语速要不快不慢，目光正视对方。简要将姓名、毕业学校、专业、特长及求职意向等稍加说明，不要让他人有背书的感觉。

7. 耐心倾听 好的交谈是建立在"聆听"基础上的。在面试过程中，要主动地向面试官传递他们所需的信息，展示出你的能力和风采。而"聆听"既是一种礼节，更是很重要的技巧。不会听，也就无法回答好主考官的问题。所以，要认真聆听面试官提的要求。为了表示你已听懂并感兴趣，可以在适当的时候点头表示赞同，保持微笑和目光接触，用眼睛捕捉信息，并及时予以回应。

8. 有始有终 面试结束时，不论结果是否如你所愿被顺利录取，得到梦寐以求的工作机会，或者只是得到一个模棱两可的答复，都要感谢对方抽时间与你进行交谈，这使你受益匪浅，并希望今后能有机会再次得到对方进一步的指导。但不要过早打听面试结果。调整心情，做好再次冲刺的思想准备。

（三）面试谈话礼仪

1. 谈话内容方面应注意的问题

（1）注意礼貌用语，切忌出现不礼貌的言辞。时刻把自己的自信和热情"写"在脸上，同时表现出对对方单位工作的诚意。

（2）回答提问之前，应对自己要讲的话稍加思索，想好了的可以说，还没有想清楚的就不说或少说。切勿信口开河、夸夸其谈、文不对题、话不及义。

（3）应答时要表现从容镇定，注意把握谈话的重点。如果答不出就大方承认有的东西还没有经过认真考虑。面试官在意的并不一定只是问题的本身，如果你能从容地谈出自己的想法，虽然欠完整，很不成熟，也不致影响结果。

2.谈话形式方面注意的问题 应聘时应该用普通话进行交流，说话时态度诚恳、谦逊，切忌随意打断考官的谈话，或说话时忌滔滔不绝、狂妄自大。

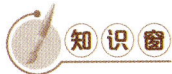

知识窗

职场交谈禁忌

1. 不能非议国家和政府
2. 不能涉及国家秘密和行业秘密
3. 不能在背后议论同行、领导和同事
4. 不能随意涉及交往对象的内部事务
5. 不能谈论格调不高的内容
6. 不涉及私人问题

职场五不问

1. 不问收入
2. 不问年龄
3. 不问婚姻家庭
4. 不问经历
5. 不问健康

第三节 实习礼仪

临床实习是护士职业生涯的起点，进入临床实习前，要学习的知识、技能及需要做的准备有很多，礼仪无疑是其中之一。从学校到医院，需要护生把课堂上学到的知识和实验室练习的技术服务于患者。面对人际关系和环境的复杂性，实践护理操作技能的不熟练性等因素的出现，要求护生灵活运用所学的礼仪规范，在建立有效沟通的基础上解决问题，让理论知识在实践中得到升华。

一、实习前的准备

（一）知识与技能准备

1.护理技能准备 实习前强化训练是解决知识和技能差距的有效途径。通过训练，进一步了解医院的工作流程和特点，规范整体护理理念，熟练各项基础护理操作。为进一步提升发现问题、分析问题、解决问题的能力，最终具备用评判性思维解决临床护理病案的能力。基础护理技能操作训练见表7–2。

表7–2　基础护理技能操作训练

序号	项目名称	主要内容
1	入院护理	床单位的准备；测量生命体征；建立患者病历
2	清洁护理	口腔护理；预防压疮护理；床上擦浴、头发护理、会阴护理
3	协助活动的护理	安置舒适体位；更换体位；带患者做各项检查
4	诊疗护理技术	心肺复苏；皮下注射、肌肉注射；动静脉穿刺；吸痰、放置胃管；留置针维护
5	出院护理	办理出院手续；健康教育；整理病例

2. 常见疾病知识准备　扎实的理论知识是临床护理的基础，基础理论知识不牢靠，在处理实习工作中遇到的问题时会非常被动，导致护生无法融入各科室的工作。因此，实习前强化复习常见疾病基本理论知识就很有必要。

（二）心理准备

1. 理想和现实冲突的准备　护生在校期间以理论知识学习为主，很多操作都是在模型上完成。进入实习岗位后很难获得患者的信任，导致他们产生强烈的心理落差。避免此种情况发生最直接有效的方法，只有加强护理技能的训练，从训练中逐渐培养成就感。

2. 护理异性患者的准备　护士是提供照护、促进患者康复的实施者，是医疗行为的重要组成部分。工作中，避免不了接触患者的隐私处，甚至是异性也不例外。所以实习护生难免出现紧张、尴尬等情况。此时，充分做好心理建设及摆正职业和性别的关系就变得尤为重要。操作前，要告知患者并取得同意；操作时，娴熟大方、不拖泥带水；操作后，严格遵守职业道德，不妄加议论患者隐私。医疗行为对象是异性时，必须在同事陪同下进行。

3. 接受挫折的准备　在工作中护生可能会遇到诸多突发状况和挫折，甚至是不公平的对待。有些来自护理操作失误，有些来自患者和家属的不解。但不论是什么原因，唯有练就过硬的护理操作技术、娴熟的人际沟通能力，努力调整心态、牢固树立服务意识才能有效地解决问题。

（三）其他准备

1. 合理安排工作、生活、睡眠及三餐的时间，以充沛的体力和精力应对高强度的护理工作。

2. 熟记实习护生的工作职责和权限，工作中尊重患者权利，避免因越权处置和损害患者权益而引发医疗事故。

3. 熟悉医院的工作制度和管理制度，并严格遵守。

4. 尽快熟悉工作环境，以便提高工作效率。

5.了解相关法律法规，遵纪守法、遵守职业道德，严守操作流程，杜绝事故的发生。

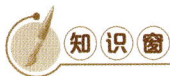

患者就医时享有的权利包括：知情权；人格尊重权；选择权；安全权；隐私权；获得权；投诉权。

二、实习期间的基本礼仪

（一）准时到岗

医疗工作往往会和生命联系在一起。因此，护生在实习期间，不但要努力练就娴熟的操作技能，还必须不断培养严谨的工作作风和守时的专业品质。

（二）着装得体

1.护士服应随时保持清洁、平整，若在工作中被污染，必须及时按要求进行处理。不论长袖还是短袖，内衣不得暴露在护士服外，以免交叉感染。

2.戴燕帽时，需认真整理头发，做到前不遮眉、后不搭肩、侧不掩耳。

3.护士鞋应以白色平跟或小坡跟能防滑为宜。

4.洗手后戴口罩，口罩应遮住口鼻，勿露出鼻孔。

5.按规定佩戴胸牌、挂表。

6.工作时，不得佩戴耳环、手链、脚链、涂指甲油。

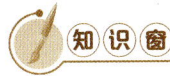

护士小李，周末逛街时，和闺蜜一起去美容院把头发染成了酒红色。周一早上上班，她画了个漂亮的淡妆，在连衣裙上喷了香水，便去上班了。交接班时，有的同事笑着对她说"小李，你真是香气袭人呀"。有的同事开始不停地打喷嚏。

想一想：作为一名护士，上班期间小李的仪容修饰恰当吗？

（三）遵守工作纪律

1.严格遵守医院和本科室的规章制度，认真履行工作职责、规范操作，按质按量完成带教老师安排的工作和学习任务。

2.尊敬老师，讲文明礼貌，懂礼节。

3.关爱患者，尊重患者权益，保护患者隐私，工作中做到细心、耐心，全心全意为患者服务。

4.端正实习态度，严格按照带教老师的排班上班，不私自调换、迟到、早退或旷工。

5.严格执行交接班制度，在岗期间，严格遵守岗位职责，深入病房，及时巡视，密切观察患者的病情变化及心理状态，发现问题及时向带教老师反映。

6.多看、多听、多问。各项操作要在带教老师的指导下进行，不得擅自、独自执行护理操作和医嘱，不得私自处理医嘱和执行口头医嘱；护理操作时，严格执行"三查八对"制度，严防事故发生。

7.认真学习各种护理文书的书写，做到完整、整洁、有序。

8.工作中的差错应及时上报，不可隐瞒，并主动检讨和改正自己的错误。

9.严格遵守保护性医疗制度，不私自向患者或家属解释不确定或不正确的问题。

复习思考题

一、简答题

1.简述倾听的技巧。

2.简述实习护生着装要求。

二、选择题

1.男士着装，整体不应超过（   ）种颜色。

A.两

B.三

C.四

D.五

2.社交凝视区的正确范围是（   ）

A.以两眼为底线，额中为顶角形成的一个三角区

B.从双眼到胸部之间

C.以两眼为底线，嘴唇为下顶点所形成的倒三角区域

D.直视对方的眼睛

3.坐姿的基本要求不正确的是（   ）

A.着裙装的女士入座时用双手将裙摆内拢

B.女士不能采用双腿重叠式坐姿

C.在采用前伸式坐法时，脚尖不能翘起

D.男士采用重叠式坐姿时左右腿可以变换位置互叠

4.参加面试时通常讲究准时赴约，下列各项在准时赴约中的做法不妥当的是？（   ）

A.资料准备齐全

B.礼貌进门

C.按时到达

D.等候时随意与别人交谈

5.对于求职者参加面试时的礼仪，下列描述不妥当的是？（　　　）

A.不做空洞的慷慨陈词

B.要善于打破沉默

C.要有比较明确的职业发展规划

D.主动与面试官"套近乎"

6.穿西服套裙时，应（　　　）

A.穿短袜

B.穿彩色丝袜

C.光腿

D.穿肉色长筒丝袜

7.领带的下端应（　　　）

A.在皮带上缘处

B.在皮带上下缘之间

C.在皮带下缘处

D.比皮带下缘略长一点

8.护士的仪容是护士与患者进行交往的第一步印象，你认为下面关于护士仪容的描述哪项不恰当（　　　）

A.健康端庄的面容

B.自然传情的表情

C.迷人美丽的长发

D.恰到好处的修饰化妆

9.护理人员需要学习并养成良好的礼仪修养，最关键的基本前提是（　　　）

A.充分发挥个人的主观能动性

B.注重理论联系实际

C.善于发现自身不足并努力改进

D.采用多种途径进行礼仪规范的学习

10.下面对于倾听他人谈话时的表现的叙述中，你认为不正确的是（　　　）

A.采取一个放松、舒适的姿势坐着

B.表情专注并且很严肃

C.倾听中不做小动作

D.倾听中不东张西望

（茶理　奚锦芝）

第八章 跨文化护理礼仪

扫一扫，看课件

本章概要

本章主要介绍护士在跨文化护理中的礼仪。重点掌握跨文化护理的概念、特点及基本原则。难点是通过学习，学生能够在进行跨文化护理时遵循国际惯例及对方文化习俗。通过本章的学习，同学们将能具备对外交流的基本能力，提高跨文化护理能力，增进与世界各国人民之间的相互了解，加强民族间友谊，弘扬中华文化，从而促进不同文化和谐交流。

第一节 跨文化护理礼仪的概述

一、跨文化护理的概念及特点

（一）跨文化护理的概念

著名护理学家 Leininger 在 20 世纪 60 年代首先提出了跨文化护理，又称为多元护理。"文化照顾"是其理论的主要思想，即针对每位患者自身的文化特点，采取符合相应习俗传统的护理措施。跨文化护理指护理人员根据患者的社会环境和文化背景，了解其生活方式、道德信仰、价值取向，向患者提供多层次、多体系、全方位有效的护理，使其处于一种良好的心理状态，愉快地接受治疗和护理。

（二）跨文化护理的特点

跨文化护理实质上是对外交涉活动，是在国际间不断交流中产生的，具有时代性、普遍性、变通性和真诚性。

1. 时代性　各阶段国际间的合作交流方式都不一样。在互联网时代，人们的交流越发增多，在传统的涉外护理基础上，不断继承和发展，形成具有时代特色的跨文化护理。

2. 普遍性　国际间合作交流增多，意味着跨文化护理越来越普遍。如今每个国家都能看到来自世界各地的人，每个国家都有自己的习俗文化，因此医护人员的跨文化护理具有一定的普遍性。

3. 变通性　跨文化护理要遵循一定的国际规范和准则，但是每个国家情况不同，在进行跨文化护理实践中，还要根据当地文化习俗，适当变通，做到"入乡随俗"，这样在尊重他人风俗和文化的基础上，灵活运用，适当变通。

4. 真诚性　在跨文化护理过程中，要真诚待人。只有发自内心的尊重和关怀，才能消除不必要的误会，赢得对方的尊重和信任，建立和谐友善的国际关系。

二、跨文化护理的原则

随着国际化发展，各国的政治、经济、教育、文化和医疗都在不断交流，这对医护人员提出了更高的标准和要求。在跨文化护理过程中，要遵守涉外活动中的礼仪常识，遵守涉外行为准则，才能使医护人员在涉外护理过程中提供更好的治疗和护理，同时达到国内外交流的目的。因此，作为医护人员，在涉外交往中应遵循以下基本原则。

（一）热爱护理，敬岗爱业

作为一名合格的护士，要以南丁格尔为榜样，从内心深处热爱护理这个行业，认真负责，自觉培养良好的职业道德观念和敬业精神，其道德修养、思想品质和敬业精神直接影响礼仪的外在表现，也决定护士对待护理工作及患者的基本态度。因此，作为一名涉外护士，最基本的原则是要热爱护理，敬岗爱业，全心全意为患者服务，让患者感受到热情。

（二）维护国家形象和利益

在涉外交往过程中，个人形象不仅代表着个人的素养，也代表了个人所属的国家形象。因此，涉外医护人员尤其要注意保持自身良好形象，尊重对方，维护国家尊严和形象。在涉外交往中，要做到举止得体、从容大方，热情友好，体现国家热情好客的礼仪风范。同时，维护好国家利益，不能做有损国家利益的事情。

（三）热情有度，自信自尊

医护人员在与外国友人交流时，应保持热情有度，把握好热情友好的分寸，凡事都有"度"，不必太多张扬，这样能给彼此空间，相处起来会比较舒适。

传统中方文化鼓励自谦，在得到夸奖时习惯自我否定，认为是一种谦虚的美德。但是西方文化多采用爽快接受的方式，很少加以否定，以免让对方下不来台。因此，在面对国外友人的夸奖时，别急着否定自己，可以大方地说一声"谢谢"。如需自我介绍，应该自我肯定，否则有时可能会错失良机。

（四）求同存异，尊重礼俗

古往今来，各国打开国门交流时，都主张求同存异，因此它是涉外护理中绝不可缺少的一部分。在遵守礼仪习俗"共性"的同时，尊重他国不同于自己国家文化的"个性"。例如在中国传统文化中，菊花是脱俗高洁之物，而在一些欧美国家，菊花通常是祭奠之物。因此在这种时候，我们要注意在求同基础上尊重差异。

尊重礼俗是指在涉外交往过程中，既要遵守国际通用的礼仪惯例，又要尊重对方的风俗习惯和宗教信仰，从而更有利于双方的有效沟通，传达友善之意。

（五）以右为尊，女士优先

在国际交往中，一般以右为上，以左为下；以右为尊，以左为卑。在一些公众场合，医护人员一定要遵守"以右为尊"的国际通则，以表示出对外宾的尊重。

"女士优先"同样是国际惯例，在任何公共场合，男士应该主动自觉地以自己的实际行动去尊重、照顾、关心和保护妇女。如果因为男性的问题，导致女性陷于尴尬、困难的处境，便意味着男性的失职。强调女士优先并不是认为女性是弱者，需要帮助和怜悯，而是在西方社会中，女性是孕育人类的母亲，尊重女性则是对母亲的尊重和感恩。

（六）坚守信约、谨言慎行

在国际交往中，要注意个人信誉，信誉代表个人形象，信誉也是信守承诺。无论是在哪个国家，信守承诺都非常重要，因为他不仅代表个人，还代表着组织、民族，甚至是国家的形象。因此在涉外交往中，要坚守信约，做到守时和守约。守时指准时，既不早也不晚。比如过早到达，会让主人因未充分准备而难堪，迟到又会让主人久等显得不礼貌。守约在于说到即要做到，不要随意答应，也不要随意取消或变动。

谨言慎行在于约束自我。国际礼仪中强调要以人为本，强调尊重个人隐私，维护个人尊严，以此作为个人在社交活动中有无教养的标志。许多国家文化中，不允许询问他人隐私，包括收入、年龄、个人经历、婚姻状况、家庭住址、联系方式和宗教信仰等。作为医护人员，我们在与患者沟通过程中，要避免去询问以上问题，尊重对方隐私。当因工作需要询问隐私资料时，应注意做好解释工作，并对资料进行保密。

三、跨文化护理的影响因素

在进行跨文化护理时，要注意遵循国际惯例及对方国家或民族的风俗习惯。但是这个过程中，影响跨文化护理进行的有四大因素，包括该医护人员的受教育程度、课程学习经历、护理外籍患者经历和跨文化交流能力。

（一）受教育程度

在跨文化护理过程中，医护人员受教育程度越高，在仪容仪表、行为举止方面会表现得更加得体，从而有利于跨文化护理的开展。

（二）课程学习经历

在学校期间，学习过《护理礼仪》课程，或者涉猎过有关涉外护理礼仪的内容，有利于护士形成跨文化交际的意识，同时会更加注意自己的一言一行，会考虑到对方的风俗文化，尊重对方的习惯，更有利于双方交流合作。

（三）护理外籍患者经历

护理过外籍患者的医护人员有相关经验，了解不同国家和民族的风俗习惯，在开展跨文化护理工作的时候会更加顺利，不会惊慌失措，能够从容面对不同习俗文化的患者。

（四）跨文化交流能力

即使在临床工作中没有护理过外籍人员，但是学习过跨文化交流，或者在日常生活中有跟外国友人交流的医护人员，在进行跨文化护理时能够游刃有余，懂得如何跟不同文化、习俗背景的人交流，有利于护理操作的实践和国际交流与合作。

第二节　跨文化护理礼仪的基本要求

一、不同宗教和不同民族的节日

宗教是人类社会发展到一定历史阶段出现的一种文化现象，属于一种社会特殊意识形态。世界三大宗教包括基督教、佛教及伊斯兰教。

民族是指在文化、语言、历史与其他人群在客观上有所区分的一群人，是近代以来通过研究人类进化史及种族所形成的概念。不同宗教和不同民族都有自己独特的节日，每个节日都有其特殊的含义和不同的庆祝方式。

我国有 56 个民族，每个民族都有自己独特的文化习俗和节日。各民族的节日丰富多彩，形成了各具民族特点的风俗习惯。随着国家发展，少数民族也在不断壮大，接待好各民族客人，有利于加强民族团结，促进祖国统一。作为一名涉外护士，会遇到来自不同民族的患者，了解有关于他们的节日风俗，不仅有利于护理实践工作的开展，同时不断促进各民族的和谐交流。

二、不同的饮食习惯

在不同国家，由于地域、文化和宗教等关系，人们有不同的饮食习惯。作为一名涉外护理人员，了解不同饮食习惯，有利于跟不同文化背景的患者沟通交流，从而提高护理质量。

三、不同的社交文化

扫一扫，看微课

随着全球化发展，世界各国沟通交流不断增多。作为一名涉外护士，也会在不同场合与外国友人交涉，因此学习不同国家的社交礼仪、遵守涉外礼仪规范显得尤为重要。在涉外场合中，护士了解各国社交礼仪，尊重对方文化，不仅有利于进行医学操作，同时能够弘扬中华民族优秀文化，加深各国人民之间的了解、信任与友谊。下面简单介绍一下美国、英国、澳大利亚和泰国的社交礼仪。

（一）美国的社交礼仪

美国全称为美利坚合众国，位于北美大陆，东临大西洋，西临太平洋，北接加拿大，南靠墨西哥湾。最早在北美大陆生活的是印第安人，后来欧洲人发现新大陆，并来到这里定居，因此美国是一个移民国家。在美国人口中，白人约占 84.1%，黑人约占 12.4%，还有土著居民印第安人和南美人。目前在美国生活的华人约有 350 万。

美国人在待人接物方面有自己的特点，主要体现在以下五个方面。

1. 诚实友善，待人亲近，热情好客，乐观大方，好交朋友是美国人待人接物的典型特点。因此，美国人通常人缘好，有很多朋友，为他们的生活和事业添砖加瓦。

2. 在日常生活和工作中，美国人讲究实效，不喜欢形式主义。在看到亲朋好友打招呼时，一般简洁明了，通常都是点头和微笑为礼，或者说上一句 "Hi, how are you"。即使是路上的陌生人，他们也会互相打招呼。如果是很久不见的亲朋好友，他们通常会拥抱和贴面亲吻。

3. 在称呼上，美国人一般喜欢直呼其名，不会称名带姓，因为这样让他们觉得更亲近。但是他们会喜欢体现职称和地位的学衔，例如 "博士" "教授" "医生" 和 "法官" 等。

4. 美国人喜欢幽默，生性自由，潇洒浪漫，不喜欢受拘束，凡事都愿意去尝试。跟美国人相处，不要恪守 "喜怒不形于色"，最好敞开胸怀，坦率表达，更容易与人亲近，反之可能会让自己与对方产生距离感。

5. 美国人都有很强的自尊心和好胜心。因此他们认定一件事情就会雄心勃勃，下定决心去做，并为之付出很大的努力。美国人也崇尚独立，因此家中孩子满十八岁后基本都会搬出父母家自己奋斗或读书，不然会被人瞧不起，觉得依赖自己的父母。在美国，即使是父子、朋友外出用餐时，也是各付各的账。而且，美国人不喜欢借钱，一般的贷款，如用于学业和事业方面的钱都会去找银行借，他们认为向他人借钱是索取。

（二）英国的社交礼仪

在英国人口中，英格兰人占 80% 以上，其余都是苏格兰人、威尔士人和爱尔兰人等。大多数英国人信奉基督教，也有少部分人信奉天主教。

英国是著名的绅士之国，人们通常都非常讲礼貌，注意自己的品行道德。在初次见面打招呼时，一般是握手礼，女性一般施屈膝礼。英国人喜欢戴帽子，当英国男性戴帽子遇见朋友时，有轻轻地把帽子揭起"点头为礼"的习惯。

（三）澳大利亚的社交礼仪

澳大利亚是一个移民国家，其文化受到英国和美国的影响，呈现出亦英亦美、以英为主的特点。澳大利亚人见面时一般会行拥抱礼、亲吻礼，也有合十礼、鞠躬礼、握手礼、拱手礼和点头礼等。而在澳大利亚的土著居民在见面时所行的勾指礼，就极具特色，即在见面的时候，见面双方各自伸出手来，紧紧勾住对方的中指，然后轻轻往自己身边拉，从而表示亲近和尊敬。

（四）泰国的社交礼仪

泰国位于中南半岛中部，其西部与北部和缅甸接壤，东北边是老挝，东南边是柬埔寨，南边狭长的半岛与马来西亚相连。

泰国人信奉佛教，因此他们在打招呼时，一般会双手合十行合十礼。在行礼过程中，他们通常都会立正站好，低头欠身，双手十指相互合拢，同时问候对方："您好。"在行合十礼时，手举得越高，表示对对方越尊敬。在泰国，年纪小的或者地位较低的一方要先向长辈或地位较高的一方行礼，接着对方再还以合十礼，否则为失礼，佛门弟子除外。在打招呼时，泰国人一般面带微笑，遵从"温、良、恭、俭、让"的古训，非常有涵养。在公共场合，男性通常被称为"先生"，女性被称为"小姐"。因此他们在交流过程中，也让对方非常地舒适。

四、不同的丧事礼仪

不同的国家，丧事礼仪也有所区别。下面介绍西方国家、日本和非洲国家的丧事礼仪。

（一）西方国家

西方国家的丧葬主要受基督教的影响，提倡简丧薄葬，丧礼非常地庄严肃穆，一般是火葬和土葬两种方式，统一葬在公墓里。

（二）日本

日本是一个十分重视丧葬礼仪的国家，所以传统的丧葬礼仪至今仍非常流行。日本的丧礼一般在家举行，为期两天，亲戚和左邻右舍以及单位领导要参加通夜和告别仪式，要求他们穿着黑色礼服，还有专门的和尚念经。对待遗体，在入殓时要给死者擦身，最亲近的家属要给其穿上寿衣或死者生前特别喜欢的服装，棺内还要放上死者生前喜爱的用品。在办完丧事后，还要向吊唁者、僧侣、牧师，以及其他帮助料理丧事的人表示感谢或回礼。

（三）非洲国家

在非洲国家，人们去世的时候会通过敲响丧鼓、吹起牛角、大哭大嚎和大喊大叫向死者亲属和四周乡邻报丧。在一些部落，人们会在人死后通过尸体去查问死因；亲人死后哭泣也很有特色。在刚果，若家里有人丧命，亲属们要在门口昼夜不停地哭跳，直到死者被埋葬才停止。只要是村里死了人，几乎全村妇女都要跑到村外道路上，边哭边跳地向死者告别。同时，非洲人民在悼念死者，以及与其告别时，也会唱歌跳舞，越唱越激昂，越跳越欢快，一扫开始时悲痛地情绪。

五、不同文化的禁忌

在涉外交流过程中，不但要尊重对方的风俗文化，讲究礼仪礼节，同时还要尊重对方的文化禁忌，以免产生不必要的误会和尴尬。在涉外文化禁忌中，主要以数字、颜色、花卉、动物和物品为主。

（一）数字的禁忌

日本人喜欢奇数，不喜欢偶数，特别忌讳"4"和"9"，因为他们分别与"死"和"苦"发音相似。大多数非洲国家的人们认为奇数带有消极色彩，而偶数具有积极的象征。海外华侨同胞和新加坡人不喜欢"4"和"7"，因为"4"与"死"的发音相仿，他们认为"7"是代表消极的含义。韩国人也不喜欢"4"这个数字，在医院和军队中，绝不用"4"字编号。饮茶饮酒时也忌饮"4壶""4杯""4碗"等。在西方国家，人们则不喜欢"13"这个数字，他们认为"13"是一个不幸、凶险的数字。因此在西方的房屋建筑中，一般不会有13层，也没有13号房间或者座位。

（二）颜色的禁忌

在日本，人们忌讳紫色和绿色，认为这两种颜色是悲伤和不祥之色。泰国忌红色，因为他们认为红色代表不吉利。巴西、叙利亚、埃塞俄比亚人忌讳黄色，因为黄色代表死亡和哀悼。在西方文化中，他们认为黑色是丧礼的颜色，因此平日生活中他们不喜欢黑色的物品。

摩洛哥人不喜欢白色，因为他们认为白色是贫困的象征。法国、比利时忌用墨绿色，因为这是纳粹服的颜色。而在"二战"期间，这两国遭到纳粹的破坏和蹂躏，因此他们对墨绿色非常反感。比利时人最忌蓝色，如遇到不吉利的事都穿蓝色衣服。在埃及，蓝色也被称为恶魔之色。

（三）花卉的禁忌

在日本，荷花是祭奠用花，因此不能将荷花作为礼物赠予他人。其次，日本人不愿意接受有菊花或菊花图案的东西或礼物，因为菊花是日本皇族象征。睡莲是泰国的国花，因此不能在公众场合讨论睡莲。在意大利和拉丁美洲，菊花被认为是"妖花"，只能用于墓地和灵前。法国人不喜欢黄色的花，认为是不忠诚的象征。在国际交往中有一些花卉禁忌的惯例，即忌用菊花、杜鹃花、石竹花和黄色花献给他人。在英国，切忌送人百合花，他们认为百合花意味着死亡。

（四）动物的禁忌

伊斯兰教不吃猪肉，也忌谈猪和用猪做图案，也不用猪皮制品。日本人对狐狸和獾很反感，因为他们认为这两种动物代表晦气、狡猾和贪婪。在泰国，人们忌讳有狗的图案。英国人认为大象是蠢笨的象征。法国人认为仙鹤是淫妇的象征，孔雀是祸鸟的象征。在瑞士，人们则认为猫头鹰是死人的象征。澳大利亚人认为兔子是一种不吉利的动物，预示着厄运降临，因此他们不喜欢见到有关于兔子的任何事物。

（五）物品的禁忌

日本人在送礼时，一般会送成双成对的礼物，例如一对笔、两瓶酒。韩国人在吃饭时忌戴帽了，否则终身受穷；不宜送外国香烟给韩国友人；给韩国男人送礼时可以送酒，但不能送酒给妇女，除非说清楚这是送给她丈夫的。在泰国，硬币是给乞丐的，在一些服务场所付小费时则不要用硬币。在法国，不要初次见面就送礼，否则会认为是不善交际、粗俗；也忌讳男人送女人过于个性化的礼物，如香水、化妆品等。俄罗斯人送礼时避免刀叉等利刃物品、手帕和蜡烛，他们认为这些物品会带来不祥。

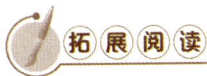

拓展阅读

每个国家或文化都有问候其他人的方式，这些问候是每个对话的一部分。想一想你如何在自己的祖国打招呼。当你在商店、工作面试、学校或在家中遇到某人时，你有不同的方式说"你好"吗？正如多种方式的母语说"你好"一样，有多种英语惯例可以遵循。重要的是要了解常见的问候语，以及如何正确而自信地使用它们。

在这个巨大全球性村庄的世界中，无论你身在哪个英语国家／地区，都有不同打招呼的方式。一方面，说英语的人喜欢避免重复。我们宁愿创建无数方式来传达一条消息，而不是面对不得不重复别人已经说过的话的可能性。如果一个人说"你好"，则另一个人可能会想用另一句话回答。但是，更为重要的是，不同的情况需要不同程度的形式化。您不会以与同学或朋友相同的方式或语气向准雇主打招呼。所以作为跨文化交际人士，需要了解在哪种情况下使用哪种问候语。这里有一些常见的英语问候，让你可以在正式、非正式或休闲的场合中使用它们。

1. 正式场合打招呼

某些问候语适合在更正式的情况下使用，或者在需要尊重和礼貌时使用。这些实例包括商务会议、正式的课堂或工作场所演示，或与朋友的父母会面。在餐馆和商店做生意时，您可能会遇到这样的问候，还有许多其他选择，但是这里有六种最常见的正式方式来表达"你好"：

（1）"Hello!"

（2）"Good morning."

（3）"Good afternoon."

（4）"Good evening."

（5）"It's nice to meet you."

（6）"It's a pleasure to meet you."

2. 非正式的一般问候

非正式的一般问候语适用于当您向同事或在街上遇到的人打招呼时，这些问候语可用于大多数非正式场合。

（7）"Hi！"（可能是英语中最常用的问候语）

（8）"Morning！"（更随意地说"早上好"）

（9）"How are things（with you）？"

（10）"What's new？"

（11）"It's good to see you!"（在您一段时间没有见到某人时使用）

（12）"G'day！"（简称"美好的一天"）

（13）"Howdy！"（通常在美国南部地区使用）

3. 休闲非正式问候

这些说"你好"的方式用于非常随意、友好和熟悉的环境。它们可以用于英语口语、文本消息、语音邮件消息或与熟识人士的电子邮件中。尽管与陌生人打招呼使用这些问候语则不是很礼貌。你不应该在正式场合使用这些随意的问候，因为这样做可能会使您正在交谈的人认为你没有认真对待这种正式场合。

（14）"Hey！" or "Hey there."

（15）"What's up？"（有时表示为"Sup？"）

（16）"How's it going？"

（17）"What's happening" or "What's happenin？"

（18）"Yo!"

复习思考题

一、问答题

跨文化护理的原则有哪些?

二、选择题

1. 下列哪一项不是跨文化护理的特点（　　　）

A. 普遍性

B. 全球性

C. 变通性

D. 时代性

E. 真诚性

2. 医护人员在与外国友人交流时，自信沟通，不必太多张扬，给彼此空间，相处起来舒适，这体现了跨文化护理中的哪项原则（　　　）

A. 热爱护理，敬岗爱业

B. 维护国家形象和利益

C. 热情有度，自信自尊

D. 求同存异，尊重礼俗

E. 坚守信约，谨言慎行

3. 在与交往不深的外国患者沟通时，比较恰当的话题是（　　　）

A. 兴趣爱好

B. 婚姻状况

C. 收入情况

D. 宗教信仰

E. 个人经历

4. 你认为美国人会喜欢以下哪种食物（　　　）

A. 猪肝汤

B. 卤凤爪

C. 麻辣烫

D. 烤三文鱼

E. 清蒸鲈鱼

5. 遇见美国人，下列哪项不是打招呼的方式？（　　　）

A. Hi，how are you？

B. Did you eat？

C. Good morning

D. How are things？

E.How's it going？

6. 以下哪个数字是西方国家人们的禁忌（　　）

A.4

B.9

C.13

D.14

E.19

7. 在英国，切忌送下列哪种花（　　）

A. 荷花

B. 百合花

C. 菊花

D. 向日葵

E. 玫瑰花

（涂雯）

实践训练

实践训练一　护士工作妆容及面部表情训练

【训练目的】

1.了解护士职业妆容的技巧、方法和步骤。

2.结合自身面部特征，选择适合自己的化妆手法和技巧。

3.掌握眼神交流方式，通过眼部传递信息，信息正面积极。

4.体会得体的微笑，感染调节他人情绪。

【训练准备】

1.用物准备　化妆用品，如眉刀、眉剪、粉底、蜜粉、眉粉或眉笔、眼影、眼线、睫毛夹、睫毛膏、腮红、修容粉、唇膏、化妆刷套装。

2.环境准备　教室。

3.学生准备　镜子及个人化妆用品，熟悉第二章面部表情和面部化妆相关内容。

【方法与过程】

1.化妆的正确方法和步骤　教师示教或着播放教学视频。

洁面→打底→定妆→画眉→眼妆→腮红→修容→唇妆。

2.不同面部不同化妆方法　教师举例说明（眉形、眼型、脸型）。教师根据班级学生特征，选出几名面部特征区别较大的同学，举例说明这几位同学的化妆方法和技巧要点。

3.学生化妆实践训练　分组训练，6人或8人一组，根据面部特征化妆。每组选出一名同学来进行师生点评。

4.表情训练　2人或4人一组。

（1）眼神交流方式训练：注视小组成员，并与小组成员讨论自己在与他人交往或是与患者相处时哪种眼神方式比较恰当。

（2）微笑训练：通过照镜子，以及2人一组来练习自然得体的微笑。

【评价】

1. 态度评价 学生是否通过看、听、观察后实践，表情是否是发自内心，表情自然真实。

2. 技能评价 学生是否能按照化妆的步骤来进行化妆练习和展示，化妆后是否起到美化的作用；是否能读懂他人表情的含义和管理自己的表情。

3. 情感评价 是否正确认识化妆的目的，表情是否能起到感染调节他人情绪的作用。

4. 团队评价 训练过程中，各小组之间是否有良好的团队精神、很强的团队协作能力和集体荣誉感。化妆物品准备是否齐全，是否有化妆方式不恰当的情况出现，并在小组和教师的帮助下及时地得到解决。

（江群英）

实践训练二　护士工作服饰礼仪训练

【训练目的】

1. 了解并掌握护士服及相关配饰的正确穿戴和佩戴的方法要求。
2. 掌握护士工作发式的梳理。
3. 根据护士职业要求与自身特点结合，塑造自己美好的护士形象。

【训练准备】

1. 用物准备 裙式护士服、分体护士服、燕帽、圆帽、梳子、发圈、网罩、发卡、裤子、袜子、皮鞋、口罩、签字笔、表、工作牌。

2. 环境准备 教室或形体训练室。

3. 学生准备 镜子，护士服及相关配饰，梳理头发的工具和物品。复习第二章工作中服饰礼仪的相关内容。

【方法与过程】

1. 护士发式的梳理示教 教师示教或播放教学视频。教师以学生代表（1名长发女生、1名短发女生、1名男生）作为模特示范头发梳理的方法和要点：前不遮眉、侧不过耳、后不及领。

2. 学生训练工作发式的梳理 为2人一组，在各自梳好头发后，相互检查头发和带花网罩位置是否恰当。

3.护士服及相关配饰的示教　教师指导三个学生，正确穿戴护士服及相关配饰。

4.学生分组训练　2人或4人一组训练正确穿戴护士服及相关配饰的方法。

【评价】

1.态度评价　示教过程中学生是否认真听、看教师示教，积极参与训练。

2.技能评价　通过服饰实训，能在之后的学习、工作中梳好护士的发型，穿着规范的护士着装。

3.情感评价　通过服饰的训练是否理解护理礼仪的规范性和强制性，训练成果是否能展现护士"白衣天使"的职业形象。

4.团队评价　训练过程中，各小组之间是否有良好的团队精神、很强的团队协作能力和集体荣誉感。实训物品准备是否齐全，是否有着装不规范的情况出现，并在小组的帮助下及时地得到解决。

（江群英）

实践训练三　护士仪态礼仪训练

【训练目的】

1.掌握护士在日常生活中及工作中常用的基本仪态：站姿、行姿、坐姿、蹲姿、鞠躬礼、握手礼、指示手势。

2.熟练掌握护士在工作中常用的仪态：推治疗车、端治疗盘、持病历夹、搬放椅子、递接物品。

3.在日常生活和工作中，要用规范的仪态来严格要求自己的行为举止。

【训练准备】

1.用物准备　治疗车、治疗盘、病历夹、椅子、文件。

2.环境准备　形体训练室。

3.学生准备　穿着护士服。复习第四章护士仪态礼仪相关内容。

【方法与过程】

1.基本仪态和工作中仪态的示范和讲解　先由教师示教和讲解基本仪态：站姿、行姿、坐姿、蹲姿、鞠躬礼、握手礼、指示手势、推治疗车、端治疗盘、持病历夹、搬放椅子、递接物品。每讲解一个仪态，请6～8名学生在讲台或教室中间示范，教师在旁讲解和纠正。

2. 学生训练 4～8人为一组，根据教师的示教，进行分组练习。

3. 评价结果 以小组为单位，展示训练成果。由教师和其他同学一起来进行评价学习。

【评价】

1. 态度评价 示教过程中学生是否认真听、看教师示教，积极参与训练和展示成果。

2. 技能评价 通过训练，同学是否能在生活、工作中运用正确的行为仪态，以提升个人气质和护士职业形象。

3. 情感评价 良好的仪态是否成为现代护士的必备素养，是否体现出对患者的尊重，对护理工作的热爱。

4. 团队评价 训练过程中，各小组之间是否有良好的团队精神、很强的团队协作能力和集体荣誉感。物品准备是否齐全，是否有仪态不佳的情况出现，并在小组的帮助下及时地得到解决。

（奚锦芝）

实践训练四　护士语言沟通角色模拟训练

【训练目的】

1. 熟练掌握言谈礼仪的基本方法。
2. 学会在护理工作中与患者进行有效沟通的技巧。

【训练准备】

（一）用物准备

1. 场地 实验室或模拟病房。
2. 道具 病历夹、治疗盘（鼻饲用物）。

（二）环境准备

整洁、安静、温度适宜。

（三）护生准备

1. 护生应衣帽整洁，举止得体，符合护士行为规范要求。

2.熟悉本节课的内容、要求、目的。

3.角色扮演，课前分组，每组按情景设计内容准备言谈提纲，根据案例情景编排角色。

（四）教师准备

熟悉案例并正确演示，以及掌握训练中的指导方法。

【方法与过程】

（一）情景设置一

患者刘女士，60岁，因患胃溃疡入院治疗。住院后听同室病友说，这种病不好治，要做胃镜检查，很痛苦，还会有出血，为此焦虑、恐惧不安。其责任护士小杨该如何安慰和鼓励患者？

1.范例演示 教师首先对范例内容进行分析讲解与同学共同探讨设计沟通方案，按照语言沟通礼仪要求，由其扮演护士，一位护生扮演患者，进行演示，详细讲解沟通要领和注意事项，或制作成多媒体教学片让学生观看。

2.实践场景

护士："刘女士，我是您的责任护士张芳，您叫我小张就可以了，从今天开始到您出院，都由我来照顾您。"

患者（坐在床上）："小张，我明天做胃镜，听别人说插管的时候很痛苦，我很担心。"

护士（面带微笑）："我能理解您的这种担心，因为上次我自己在接受胃镜检查前也很紧张。能告诉我您最担心的是什么吗？"

患者："我很担心检查的时候会不会很疼，也不知道明天是哪位医生给我做，做不好出血怎么办？"

护士："噢，您的担心可以理解，不过您尽可放心。现在的胃镜管很细，明天为您做胃镜的医生经验丰富、技术很不错，不会引起出血的。"

患者："那太好了，这样我就可以放心睡个好觉了，谢谢你。"

护士："不用谢，应该的。您有什么问题我会随时为您解答，谢谢您的信任和支持！"

（二）情景设置二

患者王女士，45岁，因食管狭窄住院治疗。不能经口进食，护士为其实施管饲饮食。

1.范例演示 教师首先对范例内容进行分析讲解，与同学共同探讨设计接待方案，按照接待礼仪要求，由一位护生扮演护士，一位护生扮演患者，一位护生扮演家属进行演示，详细讲解、演示接待患者入院的要领，或制作成多媒体教学片让学生观看。

2. 实践场景

护士（面带微笑）："王阿姨，您好！我是今天的当班护士杨××，您就叫我小杨好了，请问您是 12 床的王×× 老师吧？"

患者："小杨，你好！我就是王×× 老师，有事吗？"

护士："医生检查了您的病情后，开出医嘱，您需要管饲饮食，也就是将一根胃管从鼻腔插入您的胃内，注入流质饮食。"

患者："为什么要插胃管？能不插管吗？"

护士："是这样的，因为您的食管狭窄，饮食受限，影响了营养素的摄入，这样不利于疾病康复，也会影响到后期的治疗效果。为保证足够的热量、蛋白质等多种营养素的摄入，满足生理和治疗的需要，促进康复，因此您需要管饲饮食。"

患者："插管疼吗？"

护士："不疼。可能会有一些难受，但不要紧，我会很轻柔的，只要您配合好一会儿就过去了。"

患者："我怎么配合你呢？"

护士："我在插管的过程中会告诉您的。"

患者："好的，我知道了。"

护士："谢谢您！"（护士准备胃管、清洁鼻腔，测量长度为 45 ～ 55cm，润管，插管 15cm）告诉患者："吞咽、吞咽……很好。"（检查胃管是否在胃内，固定胃管，注入温水，流质饮食，冲管，询问患者是否下床活动，妥善固定胃管于枕旁或衣领上）"您现在感觉如何？"

患者："刚才插管时有些难受，现在好些了。"

护士："您真棒，谢谢您的积极配合。您需要下床活动吗？"

患者："不用了，谢谢您！我想休息一会儿。"

护士："好的，我把胃管固定在您的枕旁，有事请按床头的呼叫器，我会随时为您服务的，再见！"

（三）分组训练

将学生分成 6 ～ 8 人一组，进行分组练习。每组中由若干护生扮演不同角色，其余护生进行评议，每组均要完成两个情景的训练。

（四）注意事项

1. 注意在沟通中语言的文明性、规范性、全面性。

2. 意在与患者交谈过程中的仪表与表情。

3. 护理操作前护士要向患者解释操作的目的、患者如何配合，并做好充分的准备。

4. 及时询问患者有何不适，同时感谢患者的积极配合。

【评价】

1. 态度评价　训练中组员的精神面貌是否良好，态度是否热情。

2. 技能评价　护士是否使用了礼貌性、安慰性、鼓励性、赞美性的语言给患者信心，减少患者的心理压力。

3. 情感评价　护生在训练过程中是否按要求全部完成，角色扮演是否合理，表演是否流畅。

4. 团队评价　各小组是否积极配合，是否体现团队协作精神。

（苗晓琦）

实践训练五　面试模拟训练

【训练目的】

1. 能概述求职礼仪的要点，会归纳面试礼仪的禁忌。

2. 会完成面试前的准备，包括：求职信、妆容、相关证明材料的准备。

3. 增强求职信心，保持良好的心态，树立正确的求职观。

4. 能灵活应对面试。

【训练准备】

1. 用人单位招聘信息。

2. 求职信、相关材料（学生提前一天完成）。

3. 面试实训室。

【方法与过程】

（一）前期准备

1. 教师发布招聘信息　包括单位名称、性质和基本情况；招聘人才的专业与人数；应聘资格与条件；应聘方式与截止日期；其他的相关信息。

示例：

×××医院招聘启事

××医院建于××××年，是一所集医疗、保健、预防、康复、科研、教学为一体的综合性"三级乙等"医院。医院开放床位×××张。职工×××人，其中在职职工×××人，卫生技术人员××人，高级职称××人，中级职称××人。内设××个职能科室，×个医技科室，××个临床科室，×个服务中心。我院开展的深部脑瘤手术、食道癌手术、心脏破裂修补术、治疗内镜下胆管支架植入术、脊柱后路镜微创技术、肝动脉造影及肝癌灌注化疗等技术达省级先进水平。近年来，获省级科技进步奖2项，获市级科技进步奖22项，获省级卫生科技成果奖1项，获省级优秀青年突出贡献奖1项，享受政府特殊津贴5人。先后荣获"爱婴医院""省级文明医院""全国巾帼文明示范岗""红十字会先进集体""全区科技工作先进集体"等光荣称号。因业务发展需要，现面向社会招聘卫生专业技术人才10名。

一、招聘原则

本次招聘坚持德才兼备的用人标准和"公开、平等、竞争、择优"的原则，按照招聘岗位的具体要求，采取考试与面试相结合的办法，择优聘用。

二、招聘专业及学历

检验专业5名，全日制普通高等教育本科及其以上学历；临床医学3名，全日制普通高等教育本科及其以上学历；护理专业2名，全日制普通高等教育专科及其以上学历。

三、相关要求

（一）报名和资格初审

1. 本公告发布之日起至×××年××月××日24时登录我院招聘系统报名，逾期不接受报名，报名网址：www.××××.com，每人限申报一个岗位志愿。

2. 根据招聘岗位所需条件，招聘单位在报名结束后进行资格初审。出生日期在×××年××月××以后的人员，取得执业医师证、执业护士证者优先。

（二）资格审查及面试

1. 应聘人员应携带个人简历及身份证、学历和学位证书（就业推荐表）、成绩单、英语四六级、相关资格证等材料原件及复印件各1份进行资格复审。

2. 面试由医院领导班子及相关职能科室负责人组成评审组，主要测评应聘人员综合素质、实践经验，以及与招聘岗位的匹配性等。

（三）体检、考核

体检、政审按照医院规定执行。部分岗位视情况安排在用人部门进行为期1～4周的实习，实习期考核情况作为考察工作重要组成部分。

（四）公示、录用

经体检、考核合格者，确定为拟录用人员，在网上公示7个工作日。公示期满，对录用人员没有异议，需在规定时间内与相关部门签订就业协议书。逾期者视为自动放弃。

四、联系方式

1. 联系人：××××　　2. 联系电话：××××××　　3. 医院地址：××××××××

2. 撰写求职信　学生自行分析、解读招聘信息，按理论学习格式要求撰写并在实训前一天上交。

（二）求职信评审

表1　求职信评分标准

序号	评分项目			得分
1	外观设计	格式：上下边距1cm，左右边距1.25cm	5	
		版面设计：清晰、整洁，便于阅读	5	
		篇幅：不超过2页	5	
2	内容	求职意向：明确，与自身专长、兴趣一直	10	
		教育背景：学历、成绩、外语、计算机等	15	
		工作经历：曾任职务、社团工作、社会实践、培训提升、获奖情况	15	
		专业能力：突出反映技能与申请职位的关联	15	
		其他：兴趣爱好、自我评价	5	
3	简历用语	文字：错别字、语法及标点符号使用	3	
		措辞：简洁、明了、具体	3	
		文风：沉稳、严肃，以叙述、说明为主	3	
		语气：诚恳、谦虚、自信、礼貌	3	
		礼仪：称呼得体、问候真诚、祝颂热诚	3	
4	附加费	优干、三好生：市级1分/个、省级2分/个		
		奖学金：市级1分/个、省级2分/个		
		发表文章：市级1分/个、省级2分/个		
		各类竞赛：市级1分/个、省级2分/个		

总分：

（三）面试模拟

1. 分组　5～6人一组，轮流担任面试官和应聘者，老师负责指导。

2. 仪容仪表。

3. 自我介绍。

【评价】

表 2 面试评分表

姓名		性别		年龄		学历		应聘岗位	
面试内容	所占比重	评分标准							
		具体指标	优秀 90%～100%	良好 80%～90%	一般 70%～80%	较差 60%～70%	很差 60%以下	备注	
身体外貌	20分	健康程度 10 分							
		气质礼仪 10 分							
知识经验	20分	知识水平 5 分							
		实际经验 5 分							
		职业道德 5 分							
		专业知识 5 分							
能力方面	40分	社交能力 10 分							
		表达能力 10 分							
		应变能力 8 分							
		创新能力 6 分							
		处理难题 6 分							
性格方面	20分	工作热情 6 分							
		自信心 6 分							
		开放性 4 分							
		态度 4 分							
小计	100分	合计							

（涂雯　茶理）

复习思考题选择题参考答案

第一章　护理礼仪概论

1.B　2.C　3.A　4.B　5.E　6.C　7.B　8.E　9.E　10.E

第二章　护士仪表礼仪

1.D　2.E　3.C　4.E　5.A　6.A　7.D　8.B　9.B　10.E

第三章　护士仪态礼仪

1.A　2.E　3.C　4.E　5.B　6.C　7.B　8.A　9.D　10.C

第四章　护士语言沟通礼仪

1.A　2.B　3.D　4.B　5.D　6.E　7.C　8.B　9.E　10.B

第五章　护士日常社交礼仪

1.B　2.A　3.B　4.D　5.E　6.C　7.A　8.D　9.E　10.C

第六章　护士临床工作礼仪

1.E　2.C　3.D　4.E　5.B　6.E　7.D　8.B　9.C　10.C

第七章　护士生实用礼仪

1.B　2.C　3.B　4.D　5.D　6.D　7.B　8.C　9.C　10.B

第八章　跨文化护理礼仪

1.B　2.C　3.A　4.D　5.B　6.C　7.B

主要参考书目

［1］高燕.护理礼仪与人际沟通.北京：高等教育出版社，2003.

［2］刘桂英.护理礼仪.北京：人民卫生出版社，2003.

［3］朱红.实用护士礼仪.太原：山西科学技术出版社，2006.

［4］刘宇.护理礼仪.北京：人民卫生出版社，2006.

［5］赵春珍.中外礼仪故事和案例分析.北京：首都经济贸易大学出版社，2011.

［6］张晓明.护理礼仪与人际沟通.北京：江苏科技出版社，2012.

［7］宋倩华.沟通技巧.北京：机械工业出版社，2012.

［8］李丽萍.护理心理学.北京：人民卫生出版社，2012.

［9］黄建萍.现代护士实用礼仪.北京：人民军医出版社，2012.

［10］王凤荣.护理礼仪与人际沟通.北京：北京大学医学出版社，2013.

［11］毛春燕.护理礼仪与人际沟通.北京：中国中医药出版社，2013.

［12］邓翠珍，黄红玉.护理礼仪.北京：人民卫生出版社，2013.

［13］秦东华.护理礼仪与人际沟通.北京：人民卫生出版社，2014.

［14］王春雷.护理礼仪与人际沟通.济南：山东人民出版社，2014.

［15］高学农，章虹.护理心理学.武汉：华中科技大学出版社，2014.

［16］奚锦芝，孔令俭.护理礼仪与人际沟通.北京：中国中医药出版社，2015.

［17］耿洁.护理礼仪.3版.北京：人民卫生出版社，2015.

［18］陈文.护理礼仪与人际沟通.2版.南京：东南大学出版社，2015.

［19］凌翠云，龚爱萍.护理礼仪.北京：化学工业出版社，2015.

［20］王亚宁，洪玉兰.护理礼仪与人际沟通.北京：中国医药科技出版社，2015.

［21］韩文萍，罗劲梅.护理礼仪（临床案例版）.武汉：华中科技大学出版社，2015.

［22］杨光云，王晓燕.护理礼仪.2版.武汉：华中科技大学出版社，2017.

［23］尤黎明，吴瑛.内科护理学.北京：人民卫生出版社，2017.

［24］李东之，路潜.外科护理学.北京：人民卫生出版社，2017.

［25］李小寒，尚少梅.基础护理学.北京：人民卫生出版社，2017.

［26］李小妹，冯先琼.护理学导论.北京：人民卫生出版社，2017.

［27］孙玉梅，张立力.健康评估.北京：人民卫生出版社，2017.

［28］张波，桂莉.急危重症护理学.北京：人民卫生出版社，2017.

［29］李晓阳.护理礼仪.北京：高等教育出版社，2018.